AF462728

LA VIANDE MALADE

LA

VIANDE MALADE

MOYENS PRATIQUES

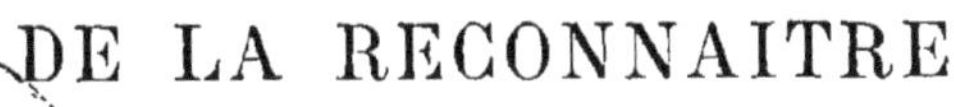

DE LA RECONNAITRE

PAR

Louis VILLAIN

Chef du Service de l'Inspection des viandes de Paris
et des communes suburbaines

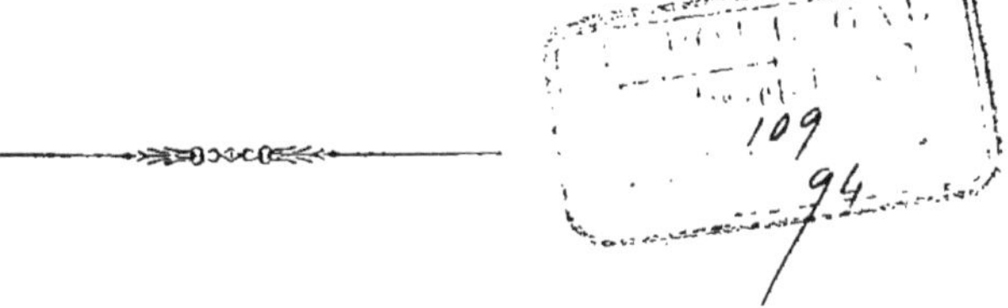

PARIS

GEORGES CARRÉ, ÉDITEUR

3, RUE RACINE, 3

1894

PRÉFACE

Je donnais, il y a deux ans, *La Viande saine*, première étude indispensable à la connaissance exacte de l'état morbide. Aujourd'hui, je livre le complément attendu, *La Viande malade*, celle qu'on doit rejeter impitoyablement de la consommation.

Les vétérinaires-inspecteurs de mon service, mes collaborateurs en un mot, y trouveront les observations que nous avons faites ensemble aux Abattoirs et aux Halles centrales de Paris.

Le public intéressé y verra une source de renseignements pratiques, si utiles, parfois, dans la réception des viandes destinées aux grandes agglomérations.

L. Villain.

1er Janvier 1894.

AVANT-PROPOS

La viande est, pour la population d'une ville, un aliment non moins indispensable que le pain. Sa consommation est un des facteurs qui servent à jauger sa richesse et à estimer le bien-être des nations civilisées. Quand elle se développe dans la classe ouvrière, on peut y voir un indice certain non seulement d'énergie individuelle, mais de production industrielle vraiment intense.

En ne veillant pas à l'alimentation suffisamment azotée des populations, on tend à affaiblir la race, à la faire dégénérer.

Le pain contient, dans le gluten, de la fibrine et de l'albumine, deux principes essentiels de la viande; et, dans ses parties minérales, des sels indispensables à la formation du sang, les mêmes et en même proportion que dans la viande, d'où la supériorité du pain sur les autres aliments tirés du règne végétal (Liebig).

Mais la viande renferme, en outre, un certain

nombre de substances qui manquent entièrement dans la nourriture végétale, et c'est de ces autres substances que dépendent certains effets qui distinguent la viande de tous les aliments.

La viande n'a donc pas à proprement parler d'équivalents nutritifs[1].

« La viande, s'écrie Geoffroy Saint-Hilaire, voilà donc l'aliment indispensable au complet développement des hommes et des peuples, indispensable entre tous, et en plus grande proportion aux hommes et aux peuples du Nord, et à égalité

[1] Dans la lente évolution de l'humanité, il est un fait qui domine depuis l'origine des sociétés, c'est la prépondérance des céréales dans l'alimentation. Quoique l'homme soit omnivore, depuis qu'il a su cultiver la terre, il a partout emprunté sa principale subsistance à la famille des graminées. Chaque pays a adopté celle qui convenait le mieux à son sol et à son climat (G. Pouchet, *Enc.;* Rochard).

Le riz est certainement la plus répandue : l'Asie tout entière ne vit que de riz ; le blé vient ensuite.

L'orge, qui, suivant Pline, est la plus ancienne des céréales, sert peu à la nourriture de l'homme.

Le maïs, qui veut beaucoup de chaleur, alimente plusieurs départements du Midi.

Le millet n'est guère consommé que par les Noirs de l'Afrique.

Le blé noir (sarrasin) nourrit les paysans en Bretagne, en Sologne, en Franche-Comté, en Dauphiné.

Enfin, la pomme de terre a pris, depuis le siècle dernier, une importance de premier ordre en Europe.

de climat aux classes laborieuses, et surtout à celles des villes[1]. »

Actuellement, en France, on consomme 1,300 millions de kilogrammes de viande de boucherie.

Par habitant et par an 34kg,754; soit 95 grammes par jour, chiffre peu élevé pour un peuple actif et laborieux.

En tenant, en outre, compte des poissons, des crustacés et des mollusques, on peut évaluer à 133 millions de kilogrammes la quantité de substances alimentaires que la mer fournit à la consommation de notre pays.

Si nous répartissons également ce chiffre, nous augmentons la consommation individuelle de 3 kilogrammes.

CONSOMMATION D'UN HABITANT DE PARIS EN 1892

POPULATION 2.447.947 HABITANTS D'APRÈS LE RECENSEMENT DE 1891

		PAR AN	PAR JOUR
Viandes de....	boucherie	64k,586	176gr
	charcuterie	10 542	28 8
Volaille et gibier		11 239	30 7
Poissons		10 206	27

[1] *Lettres sur les substances alimentaires.*

Puisque la viande est un aliment si utile à l'homme, elle doit être saine, réparatrice ; si, au contraire, elle est malade, nocive, il faut la rejeter impitoyablement ; d'où l'indication d'un service complet d'inspection des abattoirs et des tueries particulières.

N'y a-t-il pas, en effet, chez nos animaux de boucherie des maladies contagieuses graves, telles que la tuberculose, le charbon, la morve, la rage, la trichinose, la ladrerie, etc. ? Soyons donc sévères dans l'examen des viandes malades qui ne présentent plus que des produits usés et des virus souvent transmissibles à l'homme.

L'hygiène prescrit journellement des soins de propreté de notre corps et des habitations salubres, elle réclame depuis nombreuses années, en cas de maladies contagieuses constatées dans les habitations, la désinfection des tapis, literies, tentures, vêtements, linges souillés ou suspects ; elle ordonne l'isolement des malades ; elle maintient ses cordons sanitaires, ses lazarets aux frontières de terre et de mer, dans le but d'empêcher le *contage* et de concourir, par là même, à la diminution des maladies contagieuses.

L'efficacité de ces mesures n'est mise en doute par personne.

On se rend parfaitement compte aujourd'hui des résultats merveilleux obtenus par l'antisepsie dans les affections chirurgicales; point n'est besoin de prendre en mains la défense de cette conquête de la médecine contemporaine.

Depuis plusieurs années, on pratique également l'antisepsie dans les maladies contagieuses susceptibles d'être transmises d'un homme ou d'un animal malade à un homme sain ou à un animal sain.

Tout le monde, on le voit, s'occupe d'enrayer les maladies, d'apporter le bien-être à l'homme et de reculer le plus possible les limites de la vie.

Complétons à notre tour cet ensemble admirable de mesures hygiéniques en établissant une surveillance sur les denrées alimentaires et surtout sur les viandes de boucherie qui, on le sait, sont susceptibles d'être altérées, d'une part par les influences atmosphériques, de l'autre par la maladie, et nous aurons contribué à la grandeur et à l'efficacité de l'Hygiène publique.

HISTORIQUE

REVUE RÉTROSPECTIVE

La première loi réglant l'alimentation de l'homme a été édictée par Moïse, au chapitre XI du *Lévitique*, par intérêt pour la santé publique. « La vie de toute chair est dans le sang; c'est pourquoi j'ai dit aux enfants d'Israël: Que nul d'entre vous, ni même des étrangers qui sont parmi vous, ne mange de sang. » Elle règne encore parmi les Juifs, qui l'observent scrupuleusement.

La Bible nous donne même à cet égard un renseignement précis, lorsque Dieu énumère à Moïse les animaux qui peuvent servir d'aliment à l'homme et passe en revue également ceux qui, étant impurs, doivent être refusés [1].

[1] Vous mangerez, d'entre les bêtes à quatre pieds de toutes celles qui ont l'ongle divisé et qui ont le pied fourché et qui ruminent, mais vous ne mangerez pas le chameau, car il ru-

« Et, quand quelque bête de celles qui vous sont pour viande sera morte d'elle-même, celui qui en touchera la chair morte sera souillé jusqu'au soir » (chapitre XI, le *Lévitique*).

« Tu ne mangeras d'aucune chair de bête morte d'elle-même ; mais tu la donneras à l'étranger qui est dans tes portes et il la mangera, ou tu la vendras à l'étranger, car tu es un peuple saint à l'Éternel, ton Dieu. Tu ne bouilliras point le chevreau au lait de sa mère » (chapitre XIV, *Deutéronome* ; version de J.-L. Ostervald).

Cette recommandation de Moïse est merveil-

mine bien, mais il n'a pas l'ongle divisé, et le lapin et le lièvre et le pourceau.

Vous mangerez de tout ce qui a des nageoires et des écailles, dans les eaux, soit dans la mer, soit dans les fleuves.

Tout ce donc qui vit dans les eaux et n'a point de nageoires ni d'écailles, vous sera en abomination.

Et, d'entre les oiseaux, vous tiendrez ceux-ci pour abominables, savoir : l'aigle, l'orfraie, le faucon, le vautour, le milan, le corbeau et son espèce, le chat-huant, la hulotte, le coucou, l'épervier et leur espèce, la chouette, le plongeon, le hibou, le cygne, le cormoran, le pélican, la cigogne, le héron, la huppe et la chauve-souris.

Et tout reptile volant qui marche sur quatre pieds.

Vous ne mangerez pas l'arbe, le solham, le hargol et le hobag.

Entre les reptiles qui rampent sur la terre, vous ne mangerez pas la belette, la souris et la tortue, le hérisson, le crocodile, le lézard, la limace et la taupe (Le *Lévitique*, chapitre XI. Des animaux impurs).

leuse. Je la traduis ainsi : Tu ne mangeras pas de viande crevée, mais tu la feras consommer à ton voisin.

Nous passons rapidement sur cette période peu connue, dont les faits historiques nous sont arrivés défigurés et où le fanatisme religieux fait souvent place à la vérité.

En Grèce, il y avait un certain luxe sur la table, et, si nous en croyons le jeune Anacharsis, les mets étaient nombreux et variés ; mais ce sont les Romains qui réglementèrent le commerce de la boucherie, et leurs coutumes pénétrèrent chez nous.

On connaît déjà les *suarii*, chargés de l'achat des porcs, et les *boarii* de l'achat des bœufs ; les *lanii* ou *carnifices* étaient les véritables bouchers. Cette classification montre qu'une réglementation sévère existait et qu'il y avait à cette époque une division dans le travail. Comparée à notre organisation d'aujourd'hui, celle des Romains était au moins aussi parfaite ; aussi n'y avons-nous rien changé. Il semble même qu'on peut, sans effort, appliquer à notre commerce actuel cette distinction ancienne[1].

[1] Dans le plus ancien journal, *Acta populi romani diurna*, 168 ans avant Jésus-Christ.

L'édile Titinius a condamné les bouchers qui dépècent la

Tibère voulut régler chaque année le prix des aliments et enjoignit aux édiles d'inspecter rigoureusement les tavernes des cuisiniers et des marchands de vin.

La loi Cornélia, édictée sous le proconsulat de Sylla, prescrivit aux édiles de surveiller les qualités des substances alimentaires.

Ces deux documents consacrent bien, dans les temps anciens, l'inspection des denrées alimentaires, et assurent en droit, si ce n'est en fait, aux populations la consommation d'une viande saine.

Si nous passons en France nous voyons, d'après le *Carnet parisien*, qu'il n'y avait qu'une seule boucherie sur l'emplacement où plus tard fut élevée Notre-Dame.

Après l'invasion des Francs, les bouchers, *carnifices*, vinrent faire le commerce près du parvis Notre-Dame et reçurent de Philippe-Auguste des statuts et des règlements.

Au VIIe et au VIIIe siècle, il y avait, après les rigueurs du Carême, des repas où l'on ne mangeait que la viande de cochon. Comme ces festins étaient

viande, attendu qu'ils ont vendu au peuple de la viande qui n'avait pas été soumise à l'inspection des autorités. Les amendes ont servi à élever une statue à la Déesse.

fort estimés par le chapitre de Notre-Dame, les paysans lui apportaient de la charcuterie: un marché s'établit alors, qui prit, par la suite, le nom de Foire aux Jambons.

Le commerce de la boucherie était loin d'être ce qu'il est aujourd'hui: tout le monde vendait du porc et pouvait même élever librement ces animaux.

Cet état de choses, nuisible à l'hygiène publique, cessa lorsque le prince Philippe, fils de Louis le Gros, fut renversé de cheval par des porcs ; il n'y eut alors que les porcs de l'abbaye de Saint-Antoine, pourvus de sonnettes, qui furent exclus de la règle. Tous ceux qui n'avaient pas ce signe étaient tués au profit des pauvres et portés à l'Hôtel de Ville. et le bourreau prélevait la tête [1].

En 1250, on trouve un édit qui prescrivait de ne vendre que des chairs bonnes et loyales et défendait de les garder après l'abatage plus de deux jours en hiver ou un jour en été. Cet édit fit éloigner de la consommation les viandes surmenées et défendit d'une façon absolue la vente du porc ladre.

[1] *Journal de la Chambre syndicale de la Boucherie.*

L'interdiction de vente pour la boucherie après la cessation des chaleurs chez les femelles durait neuf jours pour les truies, à Rouen et à Troyes (1374-1604), quinze jours pour les femelles, en général, à Evreux (1424-1490). Cette même réglementation existait dans la plupart des villes de France.

L'interdiction de vente après la mise bas était également réglée : elle durait pour les femelles, en général, neuf jours à Troyes et six semaines à Évreux, etc. etc.

La viande de taureau ne pouvait être vendue de Pâques au 29 septembre, à Saumur (1359, 1469, 1481) ; celle de brebis était interdite à Troyes, de Pâques à l'Ascension (1374) ; de Noël à Pâques, à Troyes (1564, 1604, 1662, 1782), et du 21 décembre au 4 avril à Troyes (1798, an VI).

A Avignon (1243), on ne pouvait abattre des bœufs et des vaches, les vendredis, entre la Pentecôte et le 29 septembre[1].

A Bordeaux (1593), les personnes atteintes

[1] Morot. *De quelques anciennes réglementations de boucherie relatives à l'espèce, au sexe et aux fonctions génitales des animaux.* — *Journal de méd. vétérinaire et de zootechnie,* juin 1893.

d'une maladie contagieuse ou autre n'étaient pas admises à écorcher les animaux de boucherie.

A Montpellier (1556), on avait prohibé le soufflage avec la bouche, dans la crainte que les bouchers atteints de maladies infectieuses pussent, par cette pratique, infester les chairs.

A Avignon (1243), à Montpellier (1368) et à Salins (1492), il était défendu d'ajouter à un animal de la graisse d'un autre animal[1].

L'ordonnance sur les bouchers de la ville de Reims (1380-1389) dit « que les chairs, de quelque sorte qu'elles soient, ne pourront être lavées ou mouillées, depuis qu'elles auront été appareillées, la première fois sous peine de dix solz d'amende ».

Corbi, prévôt de Paris, enjoignit, en 1517, aux langueyeurs de marquer à l'oreille « tous les pourceaux sursemés et engrenez ainsi que tous ceux qui auront bosses ou apostumes, sous peine d'amende ». Les langueyeurs sont, dans la suite, rendus responsables de leur examen et leurs honoraires sont fixés par des arrêts et ordonnances de 1601, 1610, 1627 et 1677.

[1] MOROT. *De quelques anciennes réglementations relatives à l'état de santé des bouchers et à certaines fraudes de boucherie, telles que soufflage et lavage des viandes, application fallacieuse de graisse, etc.*

Henri II, dans un arrêt du Parlement du 29 mars 1551, déclare que les boucheries devront se pourvoir chaque jour de viandes fraîches, nettes, non corrompues et dûment visitées selon les arrêts de la Cour, sous peine de punition corporelle contre les contrevenants.

Nous passons sur la période sanglante où Caboche, syndic des bouchers, soutint les Bourguignons contre les Armagnacs, pour arriver à la fin du XVIe siècle, où le commerce de la boucherie était encore le domaine d'un petit nombre de familles réunies en sociétés et n'admettant à y participer que les fils des maîtres.

Par cet accaparement la corporation des bouchers devint puissante et riche.

En 1567, un règlement prescrit aux charcutiers de jeter, la nuit, leurs immondices dans la rivière; ensuite, en 1645, à Montfaucon.

En 1587, l'article 10 des lettres patentes rendues par Henri III dit que les jurés bouchers seront surtout tenus de ne permettre qu'aucunes bêtes mortes ou malades soient vendues ou débitées au peuple.

En 1702, on créa des inspecteurs-langueyeurs et contre-visiteurs de viandes, lard et graisse.

En 1704, les jurés qui font fonction d'inspecteurs chez leurs collègues sont tenus d'apposer leur cachet sur les pièces qu'ils auront trouvées bonnes.

En 1716, on trouve un arrêt du Parlement qui condamne un boucher, préposé aux boucheries de campagne, à faire amende honorable, nu-tête, à genoux, en chemise, une corde au cou, un cierge de deux livres entre les mains, une pancarte sur le dos et une autre sur la poitrine, avec cette inscription :

« Préposé aux boucheries, qui a distribué aux soldats de la viande ladre (lépreuse), provenant d'animaux abattus pour cause de maladie, et qui a méchamment vendu et distribué la viande de veaux crevés. »

En 1782, les lettres patentes du roi contiennent les statuts des bouchers et indiquent, article 7 : « que les maîtres bouchers ne pourront tuer et habiller que des bestiaux sains ; défenses leur sont faites de vendre et débiter des viandes gâtées et corrompues ; et à tous messagers, forains, laboureurs et autres, de faire venir, amener et vendre, en ladite ville et ses faubourgs, aucunes bêtes défectueuses, comme veaux morts, étouffés, nourris de son ou eau blanche, et qui aient moins de six semaines, ou plus de huit à dix semaines. Défenses sont pareillement faites aux bouchers d'acheter ni débiter aucuns veaux au-dessus ou au-dessous de l'âge ci-dessus fixé, ni de tuer aucunes vaches pleines ou non, laitières et autres, en état de porter et au-dessous de l'âge de huit ans; et, enfin, de vendre ou laisser vendre, par leurs garçons, des veaux trouvés dans les entrailles des vaches qu'ils auront tuées, le tout sous peine de confiscation des marchandises et de trois cents livres d'amende contre les bouchers, messagers, forains et laboureurs, et de prison contre les garçons bouchers qui auraient vendu des veaux mort-nés à l'insu ou du consentement de leurs maîtres. »

La communauté des bouchers fut supprimée à la Révolution et le privilège des classes, qui, en 1761, appartenait encore à quatre familles, fut aboli. On eut alors, avec le principe de liberté illimitée, des difficultés pour empêcher dans Paris la vente de viande insalubre.

Le langueyage cesse, en effet, d'être officiel et ne sert plus qu'à faciliter les transactions commerciales ou, plutôt, qu'à tromper la bonne foi des acheteurs.

L'usage de tuer les animaux de boucherie amena des plaintes fondées, à cause de la mauvaise odeur, de la stagnation du sang et des matières fécales, et provoqua la création d'abattoirs publics, où les règles de l'hygiène furent mieux observées. L'inspection des viandes gagna beaucoup à cette modification et n'eut plus à craindre le détournement d'animaux insalubres dépecés clandestinement dans les tueries particulières.

Après cette amélioration que nous désirons voir se réaliser également dans la banlieue, les éleveurs furent invités à conduire leurs bestiaux sur les marchés de Sceaux et de Poissy, où les bouchers vinrent forcément les acheter.

Ce système rendit les bouchers maîtres du prix des viandes sur le marché et à l'étal. Tout le monde s'en plaignit et la taxe ne put empêcher ces inconvénients.

Enfin, le décret du 24 février 1858 rendit l'exercice de la boucherie complètement libre, sans pour cela compromettre ni la santé publique ni l'approvisionnement de la capitale.

En 1806, nous trouvons un arrêté de police autorisant les syndics à faire des visites chez les bouchers.

L'ordonnance du roi du 18 octobre 1829 établit que les bestiaux amenés sur les marchés seront, avant l'ouverture de la vente, soumis à l'inspection des préposés de la police, afin de s'assurer qu'ils sont en état d'être livrés à la boucherie. Ils devront être frappés d'une marque particulière qui constate cette vérification.

L'ordonnance du 25 mars 1830 place dans les mains d'employés de la Préfecture de Police l'inspection des viandes et la visite des abattoirs.

La loi des 10, 27 mars et 1er avril 1851 édicte les peines qui seront portées, conformément aux prescriptions de l'article 423 du Code pénal, contre ceux qui vendront ou mettront en vente des substances ou denrées alimentaires ou médicamenteuses qu'ils sauront être falsifiées ou corrompues.

L'ordonnance de police de 1866 règle l'inspection de la viande de cheval à Paris. Plus récemment, celles de 1879 indiquent la ligne de conduite des inspecteurs aux abattoirs et aux portes de Paris et consacrent, d'une manière exacte, l'inspection des viandes dans ces divers endroits.

D'une manière générale, intervient la loi sanitaire du 21 juillet 1881, qui, par son article 14, défend de livrer à la consommation les chairs d'animaux morts de maladies contagieuses ou abattus comme atteints de la peste bovine, de la morve, du farcin, du charbon et de la rage.

Le décret du 12 juin 1882 dit, dans son article 90,

que les abattoirs et les tueries particulières sont placés d'une manière permanente sous la surveillance d'un vétérinaire délégué à cet effet.

Enfin, le décret du 28 juillet 1888 donne la ligne de conduite à suivre au sujet du charbon symptomatique, de la tuberculose, du rouget et de la pneumo-entérite infectieuse.

LA VIANDE MALADE

CHAPITRE I

CONSIDÉRATIONS GÉNÉRALES SUR LES VIANDES FORAINES

L'étude des viandes foraines dépourvues de viscères a contraint les inspecteurs de la boucherie à analyser tous les tissus, à passer en revue la graisse, le tissu musculaire, les aponévroses, les séreuses (plèvres et péritoine), la moelle des os, les ganglions, les vaisseaux, le sang, etc., à faire, en un mot, de l'*autopsie musculaire*, pour pouvoir prononcer ensuite le refus ou l'acceptation de la viande [1].

[1] Les viandes suspectes ne sont pas consommées dans les campagnes où la population est facile à s'inquiéter et souvent soupçonneuse à l'excès. Ces denrées ne sont pas détruites; on tente toujours, dit M. Trasbot, malgré les craintes des poursuites, leur envoi sur Paris ou sur un autre centre. Aussi est-il de la plus haute importance de faire une inspection minutieuse des viandes foraines.

Les viandes de boucherie sortant des mains des bouchers des grandes villes sont travaillées avec un soin extrême; l'assommement, la saignée, l'habillage, le dépeçage, tout est méthodique. Pratiquées suivant des règles spéciales, les diverses opérations ne laissent pas que de donner aux quartiers de l'animal un aspect séduisant.

La division en deux parties de la colonne vertébrale est faite avec habileté, sans bavures pour ainsi dire; toutes les taches extérieures de sang ont été enlevées avec soin, soit par le couteau, soit au moyen de linges blancs. En un mot, on reconnaît le travail de l'homme du métier.

Au contraire, si la viande provient d'un animal sacrifié *in extremis* ou d'une bête dont on aura fait l'habillage *post mortem*, dans un champ, une étable, il sera facile de juger aussitôt qu'une main inexpérimentée a présidé à la préparation du sujet. Quand bien même encore un boucher aurait été appelé au dernier moment, le travail fait à la hâte dans un lieu peu propice ne ressemble en rien à celui qu'on pratique dans les abattoirs ou dans une tuerie spéciale installée à cet effet. L'incision de la saignée sera toujours irrégulière, la section des vertèbres n'aura pas de méthode; de plus, la surface de la viande sera tachée par le sang ; enfin, on trouvera des lésions pathologiques qu'on n'aura pas su enlever. Le voudrait-on, qu'on ne pourrait les faire disparaître toutes ; le microscope et l'inoculation critère à des animaux d'expérience sont, en effet, des moyens qui nous sont d'un grand secours dans la recherche des maladies contagieuses : ils viennent, comme en médecine légale, donner à nos rapports de constatation une valeur incontestable.

On comprend, par ces quelques mots servant plutôt de jalons que de ligne de conduite véritable, qu'on ne saurait trop propager l'inspection vétérinaire des viandes.

« L'inspection des animaux et des viandes de boucherie, dit M. le Prof. Galtier, fait en quelque sorte partie intégrante de la police sanitaire générale. Elle doit avoir pour but : 1° de rechercher les maladies contagieuses en vue de l'application des mesures propres à prévenir leur propagation ; 2° de sauvegarder la santé de l'homme qui est exposé à contracter certaines affections graves en manipulant ou en consommant telle ou telle viande ; 3° de rechercher, pour les éliminer de la consommation, les viandes altérées ou malades, insalubres, nuisibles, dangereuses. »

CHAPITRE II

LES ODEURS, LES COULEURS ET LA CONSISTANCE DES VIANDES DANS L'ÉTAT SAIN ET DANS L'ÉTAT DE MALADIE.

§ 1. — Des odeurs

A. — *Influence de l'espèce, de l'âge et de la nourriture*

Lorsqu'on se trouve en présence d'une viande préparée habilement, nettoyée dans le but évident de supprimer une partie des signes pathologiques, il y a indication de s'entourer de tous les éléments nécessaires pour asseoir un bon jugement. Si l'œil ne suffit pas, l'odorat doit venir en aide, et, bien qu'il ne puisse, d'après certains, fournir que des renseignements vagues, c'est un contrôle qu'on ne doit pas négliger.

A la criée des viandes, aux Halles centrales de Paris, il ne se passe pas de jour qu'on ne soit appelé à mettre le nez — qu'on nous passe l'expression — dans une viande douteuse, afin de savoir s'il n'y a pas un fumet particulier, ou une odeur, plus ou moins désagréable, qui se dégage de l'incision pratiquée tantôt sous l'épaule, tantôt dans la cuisse.

Normalement chaque viande de boucherie a une odeur propre, *sui generis*; c'est le mot usité, et pour cause, puisqu'il est difficile de définir des odeurs à moins de pouvoir faire des comparaisons heureuses tirées des choses qui nous entourent.

Bœuf. — La viande de bœuf et de vache a une odeur spéciale, fade, se rapprochant assez de celle de la bouverie, disent quelques-uns; celle du taureau est plus forte, spermatique sur les sujets âgés.

On accuse les tourteaux de lin et de colza de donner à la viande des bovidés une odeur de rancité [1].

Les bœufs nourris dans les distilleries, ceux que le commerce appelle *sucriers*, fournissent une viande qui dégage une odeur spéciale, assez désagréable.

Nous verrons plus loin, au chapitre des *Cou-*

[1] PASCAULT. *Considérations pratiques sur l'engraissement du gros bétail au pâturage*, 1888.

leurs, les effets profonds que l'alimentation par la pulpe produit dans les muscles.

Il en est de même de ceux engraissés avec les eaux grasses et les résidus des casernes.

On dit que les habitants de la mer Glaciale, manquant chez eux de pâturages, donnent à manger à leurs bœufs et à leurs vaches des poissons, et que la chair de ces animaux, ainsi que le lait des vaches, sent tout à fait le pcisson [1].

L'*artermisia absinthium* a l'inconvénient de communiquer à la chair et au lait des animaux qui la prennent sa saveur spéciale [2].

On voit que la viande de bœuf est susceptible de se modifier suivant le mode de nourriture.

Veau. — La viande de veau a une légère odeur de lait ; c'est l'odeur atténuée de la viande de bœuf.

M. Peuch, dans la *Revue vétérinaire de Toulouse* de février 1888, parle de l'influence pernicieuse de la graine de fenugrec. Deux fois il a constaté, sur des veaux de cinq à six mois, en très bon état de graisse, que cette légumineuse avait communiqué à la chair une odeur si repous-

[1] Dr Limery. *Traité des aliments*, 1705.

[2] Cornevin. *Des plantes vénéneuses et des empoisonnements qu'elles entraînent*, 1887.

sante qu'elle n'a pu être vendue qu'à la criée et à très bas prix.

Mouton. — La chair de mouton sent la bergerie, la laine et quelquefois le suint. Ces odeurs sont souvent très prononcées dans la viande de cette espèce et nuisent à sa qualité ; la cuisson les accentue toujours ; aussi certaines personnes ont-elles de la répugnance pour le mouton rôti.

Les races peu améliorées de l'Afrique et de l'Asie Mineure ont une odeur forte et pénétrante que les consommateurs traduisent le plus souvent en disant que la viande « sent trop le mouton ».

Le bélier et surtout le bouc sont désagréables à manger, à cause de l'odeur particulière qui se dégage de leurs muscles. Chez le bouc, l'économie est imprégnée d'acide hircique dont les émanations sont vraiment détestables.

Porc. — L'odeur de la chair du porc est difficile à définir. Nous avons consulté de nombreuses personnes à ce sujet, qui toutes ont déclaré ne pouvoir donner une solution convenable.

Aussi sommes-nous obligés de reconnaître que cette viande a une odeur propre, assez fade et peu sensible.

L'alimentation souvent grossière et même dégoûtante que l'on impose à cet animal modifie notablement sa viande. On sait, en effet, que les porcs élevés avec des soupes, des résidus de toutes sortes, des débris de clos d'équarrissage, des poissons avariés, des marcs d'huile d'olive, des résidus d'amidonnerie, donnent une chair pâle, lavée et comme cachectique, dont le goût et l'odeur sont peu agréables.

Dans certaines parties de l'Espagne, on appelle *cerdos assuerados* les porcs engraissés dans les laiteries et les fromageries avec du petit-lait et des résidus du lait. Leur viande est de mauvaise qualité et indigeste, elle est d'une saveur dégoûtante et fort désagréable, rappelant celle du suif. Cuite, elle répand une odeur de lait aigre ou semblable à celle qui s'exhale d'une laiterie malpropre et mal tenue. Mise au sel, elle rend beaucoup de saumure et garde sa mauvaise odeur.

M. Moreillo Olalla, l'auteur de cette observation, demande qu'on prohibe absolument la viande de porc assuerado[1].

En France, il n'en est pas de même, et nous savons tous que les porcs nourris avec du petit-lait engraissent très vite en donnant une viande de

[1] Moreillo Olalla, del veterinario inspector de carnes a Jativa. *De la mauvaise qualité de la viande des porcs nourris de petit-lait.*

bonne qualité. La trop grande chaleur qui règne en Espagne ne serait-elle pas la cause de cette altération? En fermentant outre mesure, le petit-lait devient peut-être un aliment nuisible.

Raynaud, vétérinaire à Gaillac [1], rapporte deux faits qu'il a observés et qui concernaient des porcs nourris avec des tourteaux de noix rances. Dans le premier cas, les chairs ne répandaient aucune odeur. A l'état cru et cuit, elles avaient un goût amer, répugnant, rappelant celui de la vieille noix. Le second vise une truie : « Les personnes présentes au pétrissage du mélange de sang et de viande destiné à la confection du boudin déclarèrent que cette manipulation provoquait le dégagement d'une odeur nauséabonde et repoussante, rappelant avec exagération les caractères des huiles rances ; elles ont mangé du sang cuit à la poêle, mais elles ont éprouvé un tel dégoût qu'elles ont fini leur repas sans toucher à un autre plat. »

Le verrat tué à un certain âge donne une viande d'une odeur puante qui se répand au loin.

Cheval. — La viande de cheval, si on s'en rapporte à ceux qui ont écrit, les premiers, sur l'hippophagie, sent l'écurie. Pour les véritables

[1] *Revue vétérinaire de Toulouse*, nov. 1879.

amateurs, elle a parfois un goût de noisette, qui fait que la graisse est recherchée des marchands de friture. Pour les indifférents, l'odeur de la viande de cheval n'a rien de bien caractéristique et, si ce n'était le préjugé toujours très fort, on peut affirmer qu'elle passerait inaperçue de la plupart des consommateurs.

Volailles. — Dans les volailles, on remarque également des odeurs diverses, assez désagréables, provoquées le plus souvent par l'alimentation. Les poulets de grain élevés en liberté n'ont pas le même goût que ceux qui sont engraissés méthodiquement à la gaveuse.

Les poules qui se nourrissent d'asticots ou de viande fournissent une chair peu succulente et d'une odeur indéfinissable.

La dinde rôtie a quelquefois une odeur de poisson. Cela se rencontre même sur les dindes jeunes qui ont mangé du chènevis. Celles nourries pendant un certain temps avec de vieilles noix ont un goût huileux, rance; d'autres ont la chair d'un goût amer prononcé.

Le coq acquiert avec l'âge, d'après M. Bourrier, une odeur de sapin [1].

[1] *Hygiène de la volaille, du gibier et du poisson.*

La chair du canard a souvent une odeur de vase ou d'eau croupie.

Les pigeons qui font spécialement leur nourriture de chènevis et de graines de lin donnent à la cuisson une chair d'un goût fort désagréable.

Les lapins élevés avec les plantes où dominent le serpolet, l'estragon, la pimprenelle et les essences aromatiques ont une chair parfumée ; nourris, au contraire, exclusivement avec des choux et des herbes grossières, ces animaux sont moins bons.

On peut même citer dans cet ordre d'idées les escargots qui ont voyagé sur les bordures de buis et dont l'amertume est proverbiale. Ceux qu'on récolte sur les vignes injectées avec l'eau céleste ont un goût métallique, cuivreux.

Mais nous ne voulons pas nous étendre davantage sur cette question de bromatologie et nous abordons, sans plus tarder, la deuxième partie de ce chapitre, celle qui a vraiment trait à l'inspection des viandes.

B. — *Influence de la maladie*

Dans l'état de maladie, les viandes de boucherie dégagent une odeur type, appelée odeur de fièvre, que tout le monde connaît et qui ressemble à l'haleine des fébricitants.

C'est principalement sous l'épaule et dans les muscles de la région crurale interne que cette odeur est le mieux perçue. Il faut que l'incision soit fraîche, faite par celui-là même qui doit sentir; autrement on s'expose à des erreurs et à des contradictions.

Si on fait rôtir la viande fiévreuse, elle dégage encore une odeur désagréable, un je ne sais quoi qui fait faire la grimace, surtout si on vient à la manger.

C'est principalement dans les accidents de parturition, la péritonite, la fièvre vitulaire, le charbon bactéridien et, en général dans toutes les maladies aiguës, que l'odeur de fièvre est très accusée, au point souvent qu'il n'y a pas besoin de faire d'incision pour la déceler.

Les forts eux-mêmes, en apportant la viande suspecte à notre salle d'autopsie, déclarent aussitôt qu'elle sent la fièvre.

En jetant un coup d'œil rapide sur certaines

régions, on découvre de nombreuses lésions pathologiques indiquant clairement que la bête, objet de l'examen, était primitivement malade et qu'elle a dû être saignée *in extremis*.

La viande fiévreuse est toujours retirée de la consommation à cause des leucomaïnes qu'elle peut renfermer, poisons violents découverts par A. Gautier sous le nom de xantocréatine, crusocréatine, pseudoxantine, et qui s'éliminent facilement. Elle s'altère, en outre, assez promptement.

Nous devons ici mettre en garde contre l'odeur assez forte que répand la chair pantelante et que les bouchers traduisent en disant que la viande sent le *chaud*. Cette odeur s'accentue davantage si on vient à expédier les quartiers de l'animal avant leur refroidissement complet, mais elle n'est pas comparable à celle de la fièvre et elle se dissipe assez vite au contact de l'air.

Nous retirons de la consommation des viandes qui dégagent une odeur de météorisation, odeur que nous appelons excrémentitielle, et qui pénètre souvent dans tous les tissus. Les indigestions des ruminants sont trop connues en vétérinaire pour nous étendre beaucoup à ce sujet ; il nous suffit d'ajouter qu'on peut rencontrer dans le flanc gauche le trou fait par le trocart.

Bien souvent l'odeur est ammoniacale, urineuse. Les nombreuses maladies des voies urinaires, la néphrite parenchymateuse, l'hydronéphrose, très commune chez le porc, la cystite calculeuse, en général toutes les maladies qui s'opposent au cours normal de l'urine et occasionnent un empoisonnement général, l'urémie, entraînent la saisie dans tous les cas.

S'il y a rupture de la vessie, l'urine se répand dans la cavité abdominale et communique bientôt, par imbibition, son odeur à la viande.

L'odeur ammoniacale peut également provenir de l'administration de l'ammoniaque dans le cas de météorisation.

A plusieurs reprises, dans le service des Halles, les inspecteurs de la boucherie ont retiré de la consommation des viandes de bœuf, de veau et de porc, qui répandaient une odeur infecte de beurre rance, capable de provoquer des nausées chez ceux qui la respiraient trop longtemps. Ces viandes présentaient tous les caractères des viandes fiévreuses, décoloration des muscles, injection de la graisse et des ganglions, infiltrations nombreuses dans les interstices musculaires, lividités répandues sur le péritoine, imbibitions des plèvres, suffusions sanguines, etc.

Cuite, cette viande, ainsi que nous avons pu nous en assurer, est encore plus désagréable à sentir ; on ne peut, en outre, la mâcher. Dans le sang de ces viandes M. Moulé, préparateur à notre laboratoire des Halles, a toujours trouvé un bâtonnet spécial possédant des spores isolées, en nombre variable, et facile à colorer par les couleurs d'aniline.

D'après M. Nocard, ces viandes proviendraient d'animaux atteints de charbon symptomatique ou sous le coup de la septicémie gangréneuse.

M. Morot, inspecteur de l'abattoir de Troyes [1], a constaté l'odeur de lait sur les viandes de vaches sacrifiées dans un état avancé de gestation, voire même à la dernière quinzaine précédant le terme. Tous les muscles présentaient au même degré cette odeur ; grillée, la viande la décelait encore.

On sait que les vaches sacrifiées dans nos abattoirs sont souvent en état de gestation ; on n'ignore pas, en effet, que, pour calmer l'instinct génésique et faciliter l'engraissement, on conduit la

[1] *Répertoire de police sanitaire vétérinaire*, oct. 1888.

femelle au taureau, d'où cette grande quantité de veaux mort-nés trouvés, chaque jour, lors de nos visites dans les abattoirs.

Malgré le grand champ d'observations qui nous est offert, nous n'avons rencontré qu'à de rares intervalles cette odeur lactée; mais nous devons dire que, lorsque les vaches sont tuées dans les abattoirs de Paris, on a soin d'inciser, aussitôt l'abatage, l'extrémité de chaque trayon, de manière à faire sortir le lait dans l'action du soufflage. On fait plus, on enlève les mamelles avant l'*habillage*, car on craint la pénétration du lait par imbibition et, partant, l'*odeur lactée* répandue dans la viande.

Lorsque les vaches des nourrisseurs ont encore beaucoup de lait et qu'elles restent sans être traites jusqu'à leur sacrifice, comme le fait se voit quelquefois sur les sujets entrés depuis plusieurs jours dans les transactions commerciales, il arrive qu'on peut alors sentir une légère odeur de lait dans les chairs, ou mieux une odeur aigre qui persiste après cuisson.

Les bouchers des grandes villes connaissent, en général, tous ces inconvénients et se gardent bien de ne pas y remédier. Les viandes de boucherie sont travaillées dans nos abattoirs avec un soin extrême, nous dirons même avec luxe, afin d'écarter, autant que possible, tout ce qui est cause de dépréciation.

C. — *Influence des médicaments*

Indépendamment de ces émanations, les viandes provenant de sujets plus ou moins malades peuvent dégager des odeurs médicamenteuses, difficiles quelquefois à définir. Souvent c'est l'éther qui est senti. Ce médicament, dont l'administration est un peu délaissée dans la médecine des bovidés, laisse plus de traces dans la viande cuite que dans la viande crue. Nous pourrions citer ici de nombreux cas dans lesquels des personnes ont rapporté à notre laboratoire des pièces rôties qu'elles n'avaient pu consommer, tant la viande dégageait une forte odeur d'éther.

Nous avons entendu dire autour de nous que des vaches mangeant des oranges avaient une viande d'un goût éthéré manifeste. Nous ne contesterons pas le fait, car nous savons qu'il suffit de passer à côté d'un tas d'oranges en décomposition pour sentir l'éther.

L'odeur de chloroforme a été perçue plusieurs

fois dans les viandes saisies aux Halles ; nous ne savons si c'est le médicament qui transmet ici son odeur, car nous lisons dans la *Gazette médicale de Strasbourg* de 1878, que les enfants qui ont une température élevée (pneumonie) ont souvent une odeur chloroformée de l'haleine.

On sait aujourd'hui que l'acétonémie existe dans certaines fièvres et dans les affections organiques de l'estomac; c'est à elle que nous rattachons l'odeur chloroformée des enfants pneumoniques.

Il semblerait, d'après ces auteurs, que l'odeur de chloroforme puisse dépendre de la fièvre, à moins, toutefois, qu'elle ne soit le résultat de l'administration du chloral qui, au contact du sang, se dédouble en chloroforme et en formiate de soude.

Nous nous rappelons qu'à l'époque où la désinfection des wagons du marché aux bestiaux de la Villette était encore dans l'enfance, plusieurs bœufs et cochons burent dans les baquets une eau phéniquée préparée dans le but de nettoyer le matériel à réexpédier. Ces animaux, vendus vivants au marché, ne purent être livrés à la consommation, la viande ayant pris une odeur d'acide phénique. La Compagnie du chemin de fer de Ceinture fut alors obligée de rembourser le prix des animaux.

M. Baranski, professeur à l'École vétérinaire de Lemberg (Autriche), confirme ce fait, en disant que l'acide phénique communique son odeur à la viande des animaux qui sont enfermés dans un endroit désinfecté par cet acide [1].

Cette observation témoigne de l'utilité qu'il y a de ne pas employer ce médicament et ses congénères pour l'usage interne des animaux de boucherie, ainsi qu'on semble le prescrire actuellement dans la médecine humaine, notamment lorsqu'il s'agit de combattre l'auto-intoxication dans les maladies du tube digestif.

Beaucoup disent que l'essence de térébenthine donne une odeur caractéristique à la viande des animaux traités par ce médicament. Pour notre part, nous n'avons pas eu à faire cette constatation.

Sur une vache saisie pour fièvre, le tissu musculaire, surtout dans les régions des parois thoraciques et de l'épaule, avait une odeur extrêmement prononcée d'acide sulfhydrique.

[1] *Essai sur l'inspection des viandes.*

Le soufre, administré d'une manière continue, donne à la chair une odeur prononcée d'acide sulfhydrique qui la rend inutilisable (Hertwig).

Sur des porcs ayant ingéré beaucoup d'alcool en vue d'expériences de laboratoire et saisis aux Halles, nous avons trouvé que la viande sentait l'aldéhyde. Les muscles présentaient, en outre, diverses altérations qu'on peut rattacher à la cachexie : lard œdémateux, infiltration générale de nature gélatiniforme, etc.

Dans le cours de notre pratique, nous avons eu à examiner des viandes qui répandaient une odeur de gaz d'éclairage, de goudron, d'huile empyreumatique, sans qu'il nous ait été possible d'en connaître la cause. Ces viandes, comme on le pense, ont été retirées de la consommation.

Plusieurs fois nous avons senti le camphre, l'assa fœtida, résultat sans doute de l'administration de ces médicaments.

Sur un veau saisi aux Halles, on a trouvé que la viande sentait manifestement la moutarde. On s'est demandé si cette odeur ne provenait pas de l'ingestion des plantes de la famille des Crucifères.

L'odeur d'ail a été perçue bon nombre de fois sur nos viandes de boucherie ; nous en avons rapporté plusieurs cas dans nos Rapports ; de son côté, M. Morot a démontré par des expériences personnelles que l'alimentation avec l'ail sauvage était susceptible de donner cette odeur.

Le Dr William Resert a observé que, chez quelques personnes soumises à l'usage du sous-nitrate de bismuth, l'haleine prenait une odeur se rapprochant de celle de l'ail, et il attribue cette odeur à la présence du tellure et non à l'arsenic. Dans ses expériences, lorsque le bismuth était très pur, l'odeur alliacée était nulle. L'ingestion de 5 milligrammes d'oxyde de tellure était suivie, à bref délai, de l'odeur caractéristique d'ail, avec un goût métallique dans la bouche[1].

Sur la demande des intéressés, nous avons saisi plusieurs fois des viandes à odeur d'ail qu'on nous rapportait après cuisson et qu'il était impossible de manger.

L'emploi du vinaigre mélangé d'eau comme

[1] *New-Orleans Med. and surg. Journ.*, mai 1884.

boisson communique, à la longue, à la viande une odeur aigre (Baillet).

M. Hartenstein a signalé que la viande des porcs monorchides ou cryptorchides exhale, avant et après cuisson, une odeur infecte, analogue, quoique bien plus forte, à celle qui se dégage des pieds de certaines personnes.

D. — *Influences atmosphériques*

Lorsque l'air est chargé d'humidité, la viande poisse et commence à répandre l'odeur de *relent*, qui n'est, à vraiment parler, que le premier état de l'avarie. A ce moment, la viande peut encore être consommée lorsqu'on a soin de rafraîchir par des coupes légères les surfaces en contact avec l'air ambiant. Mais si le mauvais temps continue, s'il devient surtout orageux, l'avarie apparaît rapidement.

Tout le monde connaît l'odeur putride que dégagent les viandes en décomposition (viandes vertes des bouchers).

A l'époque des chaleurs, le Service d'Inspection pratique des saisies considérables sur toutes les espèces pour cause d'avarie par les influences atmosphériques.

Il est trop facile de reconnaître cette altération, soit à la couleur verdâtre des tissus, principalement de la graisse, soit à l'odeur nauséabonde qui s'en dégage, pour que nous nous y arrêtions à nouveau.

Pendant la saison d'été, la viande peut exceptionnellement sentir le vinaigre, le poivre, lorsqu'on se sert de ces produits pour en éloigner les mouches et empêcher par là la formation d'asticots.

E. — *Salaisons*

Pour terminer cette étude, il nous reste à dire un mot des salaisons rances, à odeur de *piqué* et manifestement corrompues.

Le lard rance n'est pas considéré comme mauvais; beaucoup de personnes, principalement dans le Midi, font rancir leurs salaisons afin de leur donner plus de goût. Il n'en est pas de même de l'odeur de *piqué*, premier stade de la décomposition, qu'on a comparée, avec juste raison, à l'odeur de la vidange.

Le commerce sale et met à nouveau au fumoir les jambons qui commencent à s'altérer afin de les mettre en vente, en les faisant passer pour frais. Ces pièces ainsi traitées dégagent une forte odeur d'huile empyreumatique, de créosote.

Quant aux jambons et saucissons corrompus, il est toujours facile de reconnaître le degré d'altération, au moyen d'une sonde en os ou en ivoire introduite profondément dans leur intérieur. Par ce moyen, on voit alors que certains saucissons ont une odeur aigrelette provoquée le plus souvent par l'altération de la farine ou de la fécule que les commerçants incorporent au hachis dans le but d'obtenir la liaison de la masse.

Quelquefois encore les sels conservateurs sont en si grandes quantités que le saucisson, sous l'influence de causes peu étudiées, répand l'odeur de l'eau de javel.

Si nous analysons les viandes hachées qui entrent pour une grande part dans l'alimentation des grands centres, nous voyons quelle difficulté il y a de reconnaître, à l'apparence extérieure, la nature et la qualité des substances qu'elles contiennent. Pour ne rien perdre, en effet, les marchands soumettent à l'ébullition tous les déchets de viande crue ou cuite atteints, en partie déjà, de fermentation, hachent tous ces débris, les assaisonnent fortement et en composent des saucissons qu'ils livrent à bas prix. Depuis quelques années, ils y font entrer de la viande de cheval ; aussi peut-on dire aujourd'hui que le cheval constitue la base de la plupart des saucissons vendus sur nos marchés.

Ces viandes, conservées sous mille formes différentes, peuvent échapper au contrôle de l'acheteur. La fumée, qui est un antiseptique puissant par son acide carbonique et par ses huiles empyreumatiques, donne souvent à ces produits un goût particulier qui induit en erreur. Ce boucanage, surtout quand il est fait lentement, pénètre mieux les chairs et empêche qu'on y puisse reconnaître les falsifications dont elles ont été l'objet. Bien plus, les viandes de charcuterie sont sujettes à éprouver une altération spontanée fort peu connue dans sa nature et qui peut déterminer des accidents très graves et même mortels (*Botulisme* des Allemands).

§ 2. — Des couleurs

A. — *Influence de l'espèce, de l'âge et de la nourriture*

La coloration des muscles et de la graisse des animaux de boucherie est très variable. La race, l'âge, le sexe, l'alimentation, la castration sont des facteurs puissants qui modifient la viande et lui donnent des tons souvent difficiles à interpréter. Il en est de même de la maladie : elle apporte dans les chairs des teintes spéciales que nous essayerons d'analyser et de décrire, en vue de faire connaître les observations faites au cours de nos visites, soit aux Abattoirs, soit aux Halles centrales de Paris.

Bovidés. — Dans l'espèce bovine, nous voyons que certaines races nourries au pâturage ont une graisse jaune disposée par ilots et la viande d'un rouge assez vif. Dans celles qui sont engraissées en stabulation permanente, la viande est *persillée*, d'un rouge moins intense, tandis que la graisse de couverture est d'un jaune beurre parfois légèrement rosé.

Le persillé n'est bien visible que dans la viande de bœuf ou de vache ; il manque dans les viandes de mouton et de tous les jeunes animaux.

Assez souvent on rencontre des bœufs de première qualité à la graisse fortement colorée en jaune ; cette teinte un peu ictérique pénètre même dans les muscles auxquels elle donne un aspect d'un rouge ocreux ; le tissu spongieux des os est, dans ce cas, un peu teinté en jaune. Le commerce attribue cette coloration spéciale à l'alimentation dans certains herbages, ou même à l'usage des tourteaux ; il prise moins ces animaux, dont la vente est toujours difficile.

Nous nous souvenons d'avoir vu une vache, primée au concours d'animaux gras de boucherie dont la graisse était d'un jaune safran très intense. L'acheteur qui l'avait fait sacrifier à l'abattoir de la Villette, ne put faire étalage avec les quartiers.

Sur des sujets très maigres, notamment chez la vache, la teinte jaune caractérise la vieillesse et l'usure.

Le mauvais renom des bœufs *sucriers* est notoire. Ils sont gras, persillés, mais leur graisse extérieure est molle, glaireuse. Lorsque la viande est coupée par morceaux, elle est sans consistance, le jus coule en abondance. On est obligé d'éponger constamment le marbre de l'étal sur lequel elle est placée. Elle s'altère, en outre, rapidement en répandant une odeur *sui generis*.

La mauvaise qualité de ces bœufs tient certainement à la trop grande quantité de pulpes données.

Les bœufs dits *fariniers* sont également déconsidérés. Ce nom leur est donné en raison de l'orge et du seigle concassés grossièrement qui constituent la base de leur nourriture.

Leur viande est trouble, très brune, d'un grain sec et sans jus ; la graisse de couverture est peu abondante et de couleur blanchâtre. Ces bœufs, au pelage normand, viennent surtout de la Sarthe et du Maine-et-Loire.

a) *Vache.* — La vache n'a pas une viande de couleur propre, sa chair ne diffère pas de celle du bœuf et, si ce n'était le grain fin des muscles qu'on peut apprécier en passant la pulpe des doigts sur une coupe transversale, il serait impossible au plus grand nombre de poser un diagnostic certain.

Sur les vaches *taurelières*, *ribaudes*, la fibre musculaire est plus foncée, souvent elle est brune, avec une graisse blanchâtre.

b) *Taureau.* — Le taureau a ordinairement une graisse blanche, peu répandue sur la surface du corps ; mais il est bon d'ajouter qu'il y a des exceptions nombreuses militant en faveur de la viande de cette espèce, car on voit, à présent, sur le marché de Paris, des taureaux jeunes bien engraissés et dont la graisse de couverture offre quelquefois une coloration jaunâtre capable de tromper à première vue un œil exercé.

Sur une coupe faite depuis peu de temps, la viande de taureau n'est pas noire, comme beaucoup le pensent ; elle est parfois, sur les types jeunes, moins colorée que celle de bœuf. On peut, de plus, remarquer à la surface d'un morceau un reflet légèrement bleuâtre qu'il est facile de saisir à l'examen comparé avec d'autres pièces de viande de bœuf ou de vache. Cet aspect particulier est dû au miroitement produit par le système aponévrotique. Les aponévroses ont, en effet, les reflets brillants de la nacre si elles sont épaisses ; minces, elles modifient peu la couleur des muscles sous-jacents.

c) *Veau.* — Nous avons écrit, à plusieurs reprises, que le meilleur veau devait avoir une viande d'un blanc rosé, avec une graisse d'un blanc de satin. Mais la production de ce type exige de grands soins et de grandes dépenses ; aussi rencontre-t-on, le plus souvent, sur nos marchés des veaux dont la chair est plus foncée, semblable à celle de porc ; d'autres ont les muscles se rapprochant, par une transition peu marquée, de ceux de l'animal adulte. La graisse dans ces divers cas est également foncée en couleur ; elle participe de l'état général.

Si la graisse qui enveloppe le rognon forme des

vides nombreux recouverts du péritoine, si elle est *vitrée* par endroits, pour ainsi dire, on peut en inférer que les veaux n'ont pas été engraissés convenablement et qu'il y a eu arrêt dans le régime.

Sur les veaux trop jeunes, la graisse est grise et sale; sur les mort-nés, elle est bistrée.

Ovidés. — A l'état normal, la chair du mouton est brune, la graisse est blanche; chez l'agneau et même chez l'*antenais*, la viande est plus pâle. Les moutons dits de *prés-salés* ont, au contraire, les muscles d'un beau rouge.

Sur le dos des moutons de première qualité on voit des zébrures formées par le panicule charnu, que, par analogie avec le maquereau, le commerce appelle maquereautées.

Capridés. — La chèvre, au tempérament nervoso-sanguin, a les muscles d'un rouge foncé; c'est surtout par l'examen du panicule charnu qu'on peut bien juger de l'intensité de la couleur de cette viande : on dirait, à première vue, que ce muscle a été badigeonné avec du sang frais, tant il est coloré.

Suidés. — Chez l'animal nourri avec de bons aliments la viande de porc est d'un rose pâle, avec un certain degré d'infiltration graisseuse, mais moins accusé que chez le bœuf, et constituant plutôt le marbré que le persillé; le lard est blanc. D'un rouge foncé chez le verrat et la truie, elle devient pâle, lavée, sur les sujets engraissés avec des soupes, des poissons et des détritus en décomposition.

Equidés. — Immédiatement après l'abatage du cheval, nous avons toujours trouvé à la viande une coloration d'un rouge brun plus ou moins foncé.

Le mode d'alimentation auquel a été soumis le cheval dans les derniers temps de son existence influe sur la coloration de la viande. Nous avons constaté que, toutes choses étant égales d'ailleurs, c'est-à-dire la race, l'âge et l'état d'embonpoint étant les mêmes, la viande des chevaux qui ont mangé beaucoup d'avoine (chevaux de carriers et de gravatiers), par exemple, qui consomment de 20 à 30 litres d'avoine par jour, est toujours d'une coloration plus foncée que celle provenant de chevaux de petits cultivateurs ou de maraîchers. Il est à croire que les chevaux soumis exclusivement au régime du vert pendant un certain temps ont la chair bien moins foncée en couleur.

Sur une coupe, le grain de la viande est très fin, les cubes formés par la section des faisceaux musculaires en travers sont à peine sensibles au toucher de l'explorateur. La graisse est plus jaune que celle de bœuf; elle est aussi moins ferme, plus huileuse.

Exposée à l'air, la viande des Solipèdes prend une teinte rouillée qui apparaît d'autant plus vite et est d'autant plus marquée que la couleur primitive de la viande était moins foncée.

En barbouillant de sang une coupe fraîche de viande, la teinte rouillée est très manifeste. Si, au contraire, on enduit de graisse cette même coupe, cette couleur ne se produit pas. Nous nous sommes assuré plusieurs fois, par ce moyen, que cette sorte d'oxydation ne pouvait se manifester sous cette enveloppe protectrice. La viande saigneuse, celle qui provient des régions du cou et de dessous l'épaule, offre à un haut degré cette teinte de rouille qu'un inspecteur a dénommée, avec juste raison, *terre de Sienne*.

Nous n'avons pas remarqué que la teinte rouillée fût plus apparente sur les chevaux mélaniques.

Nous devons ajouter que cette coloration n'est pas tout à fait exclusive à la chair des Solipèdes, puisqu'on peut l'observer sur la viande rassise de certains bœufs et aussi sur celle de taureau et de verrat.

Un autre caractère que possède la viande de cheval et qui a, croyons-nous, son importance, c'est l'aspect que présente la coupe d'un muscle : la surface de section devient, plusieurs heures après l'abatage, luisante et comme vernissée, à cause de l'épanchement de graisse où l'oléine domine. Elle est, en outre, plus friable que celle de bœuf, adhère aux doigts qui la malaxent et tache, comme un corps gras, le papier sur lequel on la place.

B. — *Modifications de couleur dues aux influences atmosphériques*

Avant d'aborder l'étude de la coloration de la viande malade, nous sommes obligé de dire que, sur le bœuf, l'incision faite dans les muscles de l'animal fraîchement abattu donne une coloration d'un rouge violacé ; après le raffermissement des chairs, la coloration d'un rouge brun passe, en très peu de temps, au rouge vif. Cette belle couleur se ternit ensuite peu à peu, pour devenir finalement d'un brun foncé, souvent même très noire. Les bouchers savent tirer parti de cette sorte d'oxydation de la viande, en coupant quelques instants à l'avance les pièces servant à faire étalage ou les morceaux qu'on porte à domicile.

Nous avons vu aux Halles centrales des morceaux de viande de bœuf qu'un commissionnaire n'avait pas vendus et qui étaient accrochés aux tringles de vente depuis quarante-trois jours. Cette expérience, commencée par une température favorable, avait eu néanmoins à subir, dans son cours, des variations brusques de température qui n'ont nullement influencé la viande. Seules, les surfaces de coupe avaient pris une teinte noire. A l'intérieur du morceau, les fibres étaient d'un beau rouge, sans aucune odeur de fermentation. Cette viande serait certainement devenue plus tard de la véritable *carne secca*.

Dans les Alpes, la viande de chèvre est séchée à l'air ; elle prend alors une teinte spéciale, se raccornit et ressemble à des pièces anatomiques momifiées. A l'intérieur du morceau, la chair est d'un rose vif, sans mauvaise odeur.

Pendant les pluies et les brouillards, les viandes restent molles; elles ont une couleur blafarde et sont moins savoureuses.

En hiver, à l'époque des froids rigoureux, la viande se congèle quelquefois et acquiert une grande raideur. Quand on la coupe, on voit suinter, au bout de chaque fibre divisée, des gouttelettes d'un liquide coloré ; elle est, dans cet état, plus réfractaire à la cuisson et ne cesse de rendre de l'eau.

La viande ne se congèle entièrement qu'à 3 degrés au-dessous de zéro. A partir de 0 degré, l'eau se sépare lentement des matières albuminoïdes pour s'extravaser au dehors des éléments figurés qu'elle déplace simplement ; de sorte que, lorsque la congélation complète arrive, il n'y a pas, comme on le pensait, rupture des tissus par suite de la formation de la glace. On peut, du reste, se rendre compte du phénomène en coupant un morceau de viande gelée ; on voit alors que la glace occupe les interstices des fibres musculaires.

Les viandes congelées conservent une belle couleur lorsqu'elles restent dans les chambres de réfrigération. Quand elles ont subi le contact prolongé de l'air ambiant, elles deviennent ternes et humides ; si le temps est chaud, orageux, elles sont sales et dégoûtantes et ressemblent alors à des pièces anatomiques ayant macéré plusieurs jours dans l'eau. Elles peuvent même à la longue être envahies par des moisissures de couleurs diverses.

Une fois gelées entièrement, les viandes se putréfient difficilement ; malgré le vilain aspect qu'elles prennent par une longue exposition à l'air, elles sont rendues pour ainsi dire imputrescibles, la basse température qu'elles ont subie ayant détruit les germes fermentescibles.

Tout le monde sait que le côté d'un morceau de viande reposant sur le marbre ou sur une assiette se ternit, devient blafard et d'un aspect peu agréable. Il en est de même des surfaces de viande mises en contact avec d'autres viandes. Ce fait se voit surtout sur les viandes foraines serrées dans des paniers, morceaux sur morceaux. Cette altération locale est encore plus prononcée sur la viande qui a été emballée chaude dans des paniers fermés.

En été, on peut examiner facilement des viandes avariées dont la graisse et les aponévroses sont d'un vert pré caractéristique.

De toutes les viandes de boucherie, celle de veau est certainement la plus prompte à entrer en décomposition, surtout par les temps humides et chauds. C'est au bassin, près du pubis, autour des rognons, que l'avarie se manifeste.

Pour les moutons, c'est également dans le gigot et la graisse des rognons que la teinte verte caractéristique apparaît au début. La viande de bœuf résiste davantage à cette décomposition; néanmoins, dans les grandes chaleurs, le Service d'inspection pratique des saisies considérables sur cette espèce.

Depuis que le commerce de la boucherie emploie des sels conservateurs (borax ou biborate de soude) en insufflations sur la viande qu'il veut protéger contre les influences atmosphériques, on remarque, à l'époque des chaleurs, que les coupes de certains morceaux de choix sont couvertes d'une fine poussière blanchâtre. Parfois les filets de bœuf sont entièrement plongés dans une solution de ce sel et ont un aspect terne, parcheminé.

C. — *Modifications physiologiques de couleur*

La viande de bœuf, de même que celle de porc, offre normalement des décolorations locales qui ne diminuent en rien sa qualité.

Sur le bœuf, le *tende de tranche* ou *région crurale interne*, le *rond de la semelle* ou demi-tendineux, quelques fléchisseurs de la jambe ont les fibres moins colorées que celles des régions voisines. On voit également que l'*ilio-spinal* du porc est très pâle et qu'il se délimite nettement sur une coupe transversale de la région lombaire.

Ces décolorations partielles s'observent sur le poisson et aussi sur la chair de la volaille et du lapin.

Cette différence de coloration des muscles est attribuée par les physiologistes à la différence de fonctionnement [1].

D. — *Modifications de couleur dues à des causes diverses*

Les viandes de boucherie et de charcuterie peuvent être salies par les poussières de la rue, au moment de leur exposition extérieure à l'étal. De fins graviers pénètrent par les grands vents dans la graisse et la viande cuite croque alors sous la dent. Il en est de même de la viande foraine expédiée en

[1] Les muscles, dit Mathias Duval, ont une couleur propre, rougeâtre, tenant à l'hémoglobine musculaire qu'ils contiennent. Or, pendant la contraction musculaire, il est prouvé que l'état de vacuité est complet si le muscle est contracté à son maximum. Pendant le temps que dure cette contraction, le muscle vit aux dépens de sa propre hémoglobine.

Les muscles qui n'ont qu'une contraction d'une durée extrêmement courte, comme certains muscles de la cuisse du lapin, auront donc une couleur très pâle, précisément parce qu'ils renferment peu d'hémoglobine musculaire.

paniers à claire-voie, dans des wagons mal fermés; au débarquement, on la trouve quelquefois couverte de poussière et même de charbon.

Cet aliment peut être encore touché par la boue lorsqu'il vient à tomber à terre, ou même par la sciure de bois ou le sable de l'étal.

Transportée dans des voitures sales, on a vu la viande couverte de terre et de fumier.

La chair des animaux de boucherie subit parfois le contact de légumes verts qui déteignent sur elle, lui donnant un goût spécial, ou celui du poisson dont l'odeur est forte et pénétrante.

E. — *Des couleurs des viandes dans l'état de maladie*

Dans l'état de maladie, la coloration des viandes de boucherie est notablement modifiée.

Sur une coupe oblique pratiquée dans le muscle d'un animal sacrifié en bonne santé, on voit que la section des faisceaux secondaires forme de petites surfaces donnant des reflets brillants; dans l'état de maladie, cette même section produit une teinte mate.

L'état fébrile prolongé donne aux muscles une teinte d'un gris terne, passant bien vite, au contact de l'air, à une coloration d'un rouge pâle, semblable à la chair du saumon, ou encore à la viande d'un rosbeef cuit à point, d'où le nom de « viande cuite » donné à la chair des animaux fiévreux.

Après la plupart des maladies fiévreuses de longue durée, on voit que certains muscles sont atteints de dégénérescence cireuse et qu'ils présentent une coloration d'un gris rougeâtre qui les fait ressembler à la chair de poisson ; leurs éléments ont perdu de leur striation ; leur substance est divisée en blocs irréguliers. Cette altération est toujours consécutive à la mort de l'organe ; elle doit être considérée comme cadavérique [1].

Lorsque les sujets sont morts de maladies aiguës, il se produit assez souvent sur le bord des muscles un ton gris sale de 2 à 3 centimètres de largeur, qui tranche singulièrement sur le fond de nuance rouge. Les anciens praticiens de notre Service disaient alors que la viande avait des *lisières* ; aujourd'hui on dit qu'il y a des lividités cadavériques.

C'est principalement dans la cuisse, dans la partie qui porte en boucherie le nom de *tende de*

[1] H. Hallopeau. *Traité élémentaire de pathologie générale.*

tranche, que cette coloration anormale est visible. On la trouve encore sous l'épaule, lors de l'incision des pectoraux et de l'attache supérieure du grand dentelé ; elle existe aussi dans tous les muscles, mais à des degrés moindres.

En incisant profondément les masses musculaires des sujets fiévreux, il n'est pas rare de voir que certains muscles sont séparés entre eux par une gelée rougeâtre, résultat de la filtration du sérum du sang.

Habituellement le *tende de tranche* est une région qui s'abîme facilement, s'échauffe, comme disent les bouchers ; aussi doit-il exister des décolorations locales dans les muscles qui la composent, et cela sur des sujets sains, décolorations qui peuvent tout d'abord faire supposer un commencement d'altération.

En général, il est bon d'indiquer que la cuisse du bœuf est très épaisse et que, si on ne la divisait à l'étal en trois morceaux distincts, elle ne pourrait se conserver aussi longtemps que les autres parties de l'animal. Le temps de conservation est encore diminué si le vendeur insuffle de l'air dans le but évident d'augmenter le volume de cette région.

Dans l'état de santé, les séreuses (plèvres et péritoine) sont complètement transparentes et laissent voir la belle couleur des muscles intercostaux internes et de la paroi abdominale. L'intégrité des séreuses donne à peu près la certitude que les organes thoraciques et abdominaux sont sains ou, dans tous les cas, que leur état pathologique n'a pas eu de retentissement dans l'organisme. L'état pathologique intervient-il, elles se ternissent aussitôt, deviennent blafardes, sales et livides, ou bien elles subissent le phénomène d'imbibition et se recouvrent parfois de fausses membranes ou de tubercules.

Il n'est pas rare de rencontrer les signes de l'*hypostase cadavérique* sur les séreuses où ils se traduisent avec une intensité remarquable, dénotant ainsi le côté sur lequel l'animal est resté couché avant sa préparation pour la boucherie. Puis, ce sont des lividités vasculaires, que laisse à nu la membrane interne des vaisseaux, et des imbibitions du tissu cellulaire dans lequel s'étale souvent un réseau de fins capillaires gorgés de sang.

Les viandes septiques sont sales, la section des os spongieux est terreuse, les muscles ont une teinte grisâtre, le tissu cellulaire est terne, les plèvres et le péritoine ont perdu leur brillant, enfin des gaz gonflent les tissus, en même temps qu'une odeur fétide se dégage d'une incision pratiquée dans leur intérieur.

Dans l'asphyxie, l'apoplexie, les indigestions avec météorisme, la fièvre de fatigue, les muscles sont d'un brun foncé et la graisse est quelquefois très injectée.

Chez le porc mort d'asphyxie, d'apoplexie dans les wagons — le cas se présente souvent au marché aux bestiaux de la Villette, à l'époque des grandes chaleurs, — le lard est d'un rouge sombre uniforme et la chair revêt une teinte très foncée. Néanmoins, il n'en est pas toujours ainsi, car les muscles seuls peuvent rester de couleur normale lorsque la congestion s'est portée sur les organes internes.

Le rouget, la pneumo-entérite infectieuse rendent la viande fiévreuse si les animaux sont tués au dernier moment. Les ganglions, dans le rouget du porc, sont d'un noir d'encre, la peau est d'un rouge intense tirant un peu sur la couleur mauve ; des infiltraltions énormes existent sur le lard, principalement dans la région fessière et sous le ventre, points d'élection des plaques.

La pneumo-entérite laisse souvent des traces de fausses membranes sur les plèvres.

Indépendamment de ces nuances variables du tissu musculaire et de la graisse, imputables à la maladie, on peut rencontrer dans le tissu cellulaire des sérosités jaunâtres ou même incolores, des ganglions injectés, hypertrophiés ou farcis de tubercules, des vaisseaux capillaires remplis de sang et formant un réseau à mailles visibles dans certaines régions du corps, notamment sous l'épaule ou au grasset[1], témoignant soit de contusions, soit d'imperfection de la saignée, ou de maladies.

Sang. — Le sang est altéré chez les fébricitants. Claude Bernard a constaté qu'il est plus fluide et se coagule plus lentement. La plupart des cliniciens ont reconnu que, dans toutes les fièvres, sa capacité d'absorption pour l'oxygène est amoindrie et qu'il change peu de couleur au contact de l'air.

Dans nos viandes foraines, il est assez facile de se procurer du sang en incisant certaines veines

[1] Pli de la peau qui va de la rotule au ventre.

(thoracique interne, saphène, veines axillaires), et de juger sa couleur en la plaçant sur du papier.

La couleur du sang varie d'intensité avec la richesse globulaire, puisqu'elle est due à l'hémoglobine contenue dans les hématies. Ce fait explique l'importance qu'attachent certains médecins à l'appréciation du pouvoir colorant du sang dans les anémies [1].

La leucocythémie fait perdre au sang sa couleur normale ; il en est de même dans la cachexie.

Le sang devient noir dans l'asphyxie, il est alors surchargé d'acide carbonique et pauvre en oxygène. Il passe au rouge groseille dans l'empoisonnement par l'oxyde de carbone, qui forme avec l'hémoglobine un oxycarbonate d'hémoglobine de cette couleur.

On peut aussi tirer quelques indications du liquide que la pression fait écouler de la surface de section : le jus de la bonne viande est de couleur rouge vif ; sa réaction doit être légèrement acide ; le jus pâle alcalin indique que la viande provient d'un animal maigre, épuisé, malade [2].

[1] Hayem. *Du sang et de ses altérations anatomiques.*
[2] Rapport de MM. Bouley et Nocard.

F. — *Décoloration complète des viandes de bœuf et de mouton*

Les inspecteurs de Paris ont eu à examiner plusieurs fois des viandes de bœuf aussi blanches que celles de veau de qualité supérieure. Déjà, en 1878, M. Baillet, de Bordeaux, l'auteur du premier traité sur l'inspection des viandes de boucherie, avait parlé d'un fait semblable.

Cette relation complète vise un bœuf de santé parfaite et d'un état d'engraissement très prononcé, accusé par de magnifiques maniements. Le tissu cellulaire était aussi blanc que celui d'un veau de deux à trois mois, de première qualité.

Ayant fait l'autopsie méthodique du sujet, cet observateur n'a pu soupçonner la présence d'une maladie quelconque. Les ganglions étaient intacts et le sang ne présentait rien d'anormal. Il put néanmoins constater que les globules rouges étaient d'une couleur moins foncée que celle qui caractérise les hématies dans les conditions ordinaires.

M. Baillet a mangé de cette viande cuite sur le gril et l'a trouvée plus sèche, plus dure à la dent et moins savoureuse ; néanmoins, il n'a pas saisi la viande, qui a été vendue, un moindre prix, sur le marché de Bordeaux, et a fait partager la perte par les vendeurs.

Cette variété de viande de bœuf à couleur blanche est, pour cet auteur, provoquée par une oxygénation imparfaite du sang, autrement dit par une sorte d'anémie.

De notre côté, nous avons pu, dans notre pratique déjà longue, constater cinq cas à peu près semblables, dont deux ont été rattachés au type décrit par notre collègue. Un autre a été classé dans la leucocythémie. L'examen du sang nous a permis, en effet, de voir que la proportion des globules blancs et des globules rouges était à peu près égale, alors que, normalement, elle doit être de 1 globule blanc pour 360, 400 ou 500 globules rouges.

La graisse de couverture, dans ce cas spécial, était d'un jaune beurre et tranchait singulièrement avec le tissu musculaire blanc.

Nous avons mangé, chaque fois, un morceau de cette viande de bœuf et nous l'avons trouvée un peu sèche, mais de bon goût. Nous avons laissé également consommer la viande.

Dernièrement, le secrétaire général de la Chambre syndicale de la boucherie de détail, a apporté à notre laboratoire des Halles un morceau de bœuf à chair blanche qu'à première vue on eût pu prendre pour de la viande de veau de première qualité, si ce n'était le grain un peu grossier de la fibre. La graisse était d'un blanc satiné et paraissait appartenir à un animal de choix, bien engraissé et sacrifié en bonne santé.

Nous apprîmes alors que ce bœuf, acheté sur le marché de la Villette, avait été sacrifié à Saint-Germain, et qu'on désirait avoir notre avis au sujet de sa livraison à la consommation.

L'examen microscopique du sang, pratiqué sur-le-champ, ne nous révèle rien de particulier. Les ganglions sont normaux. Les fibres musculaires, intactes, ont conservé leur striation et leur brillant. L'odeur de la viande est franche.

Plusieurs inspecteurs ont mangé de cette viande et l'ont jugée comparable à celle de veau.

Nous appuyant sur les faits antérieurs et surtout sur l'absence de toutes lésions pathologiques, nous avons autorisé la vente de cette viande à la criée des Halles.

Avons-nous eu affaire, dans le cas présent, à une anémie spéciale résultant de la diminution de la matière colorante du sang ? *That is the question.*

A quelque temps de là, nous constations la présence d'un mouton à viande blanche, en tout semblable à celle du bœuf dont il vient d'être fait mention.

De mémoire d'inspecteur des viandes, c'est la première fois que le fait est signalé. S'il se fût agi d'un agneau élevé dans des conditions spéciales, cette blancheur n'eût pas été aussi remarquée, mais là on avait affaire à un mouton allemand qui avait atteint l'âge de deux à trois ans, moyenne des animaux de boucherie.

Le mouton faisait partie d'un arrivage de plusieurs centaines. Tout porte à croire que rien n'a dû faire déceler cette anomalie, même au moment de l'abatage.

G. — *Colorations anormales des tissus conjonctif, musculaire, graisseux et osseux*

On rencontre assez souvent sur les moutons maigres des *dépôts blanchâtres*, semblables à des pellicules, à de petites élevures de grandeurs diverses, qui sont disséminées en abondance dans le tissu conjonctif sous-cutané, sur la graisse même, où ils tranchent par leur couleur d'un blanc terne et leur aspect granuleux. Ces dépôts sont constitués par une agglomération de cellules adipeuses tantôt normales, tantôt envahies par des cristaux de margarine.

A l'abattoir de la Villette, les inspecteurs de service ont observé sur un veau la pigmentation du tissu conjonctif et musculaire. « Ce veau, dit M. Moulé, présentait sur tout le tissu conjonctif sous-cutané des taches noirâtres nombreuses, de dimensions variées, bien délimitées, disséminées çà et là, et gagnant même le tissu conjonctif inter et intramusculaire. Le poumon participait dans toute son étendue à cette coloration, et c'est à peine si on pouvait y trouver quelques ilots ayant gardé leur coloration normale. »

Nous avons vu plusieurs fois, chez le veau et chez le porc, le tissu musculaire rempli de foyers hémorragiques formant çà et là de petites taches rouges, isolées, de la grosseur d'une tête d'épingle à celle d'une lentille ou d'une pièce de cinquante centimes.

Les os, de couleur blanc rose à l'état normal, sont quelquefois rougeâtres ou même plus foncés dans les maladies asphyxiques. Ils deviennent d'un blanc de cire dans l'anémie profonde.

La section de la colonne vertébrale, d'un rouge vif ou rose sur les sujets sains, offre souvent des tons sales et terreux lorsque la viande provient d'animaux fiévreux.

Relatons encore d'autres saisies sur le porc où tous les os du squelette renfermaient un pus verdâtre. Nous ne savons à quelle affection rattacher cette altération. Est-ce une infection purulente?

Nous devons signaler ici, comme fait intéressant, deux cas d'infiltration mélanique du squelette du porc. Tous les os avaient, à l'état frais, une coloration d'un noir d'ébène, véritable teinte qui, après macération, devenait de couleur palissandre. La moelle des os longs, sous forme d'une bouillie brunâtre, ressemblait à du chocolat liquéfié par la chaleur. L'examen microscopique des os montrait que la substance colorante, due sans doute à une hémorragie de la moelle, avait pénétré dans leur trame et s'était déposée autour des ostéoplastes [1].

Dans l'ictère, la graisse, les muscles, le tissu

[1] Compte rendu des opérations du Service de l'inspection des viandes.

spongieux des os sont d'un jaune safran et même d'un jaune verdâtre assez prononcé. Les muscles ont alors une couleur particulière tirant sur le rouge brique.

C'est surtout sur les moutons que l'ictère est observé. En troupeau, ces animaux ont toutes les apparences de la santé et ils n'offrent à distance aucun signe qui puisse faire supposer un commencement d'état pathologique. Il faut examiner la muqueuse de l'œil pour se faire une idée, sur le vivant, du degré de cette affection.

Quand la couleur ictérique est trop accusée, qu'elle a envahi tous les tissus, la graisse, les aponévroses, les muscles, la substance spongieuse des os, il y a indication de retirer les moutons de la consommation, car on se trouve en présence d'une affection grave dont le retentissement sur l'organisme est général. Quant à ceux dont on permet la vente, leur teinte jaune les déprécie toujours.

Chez le porc, l'ictère se voit aussi coïncidant avec un amaigrissement considérable et provoquant une maladie qui entraîne ordinairement la saisie.

La chèvre, dont la graisse blanche est si caractéristique, offre quelquefois aussi un ictère peu grave.

On sait que, dans certaines contrées, on fait des saignées préventives aux veaux dont on veut blanchir la viande; le résultat est souvent variable, car cette anémie rapide communique, presque toujours, aux chairs une coloration d'un gris terne, très dépréciatrice, qui fait ressembler la viande à celle des animaux crevés.

L'hématurie produit à peu près les mêmes effets ; elle pâlit la viande de bœuf et donne à la graisse une coloration d'un jaune très pâle.

Dans l'atrophie musculaire simple ou sénile, les muscles sont encore d'un beau rouge, et la graisse de couleur normale.

Dans l'atrophie cachectique, dans l'hydroémie, la viande est pâle et la graisse diffluente.

Il en est de même dans la maigreur, l'étisie, le marasme, la consomption, et dans toutes les maladies par ralentissement de la nutrition. Ces divers états sont très communs chez la vache et surtout chez le mouton que la cachexie aqueuse frappe singulièrement pendant la saison d'automne. La saisie, on le conçoit, est ici de règle.

Dans les muscles, on voit la dégénérescence graisseuse et vitreuse ; la première, à laquelle les bouchers ont donné le nom de *blanc de cire*, est très fréquente chez le veau gras : le tissu musculaire est alors transformé sur une grande étendue en un tissu blanchâtre, lardacé, analogue à la cire vierge. Fait-on l'examen microscopique, on voit qu'au début la graisse se dépose sous la forme de petites granulations brillantes qui envahissent à la longue tout le contenu de la fibre, dont la striation disparaît.

On trouve encore des foyers purulents de couleur verdâtre et de la grosseur d'un grain de mil à celle d'une lentille, provoqués par des psorospermies agglomérées.

Quelquefois ces utricules produisent des points crétacés, blanchâtres, dont la dissémination dans tous les muscles rend la viande inutilisable. C'est principalement dans la viande de porc que cette forme de *psorospermose* a été observée.

En pratiquant une coupe des muscles adducteurs de la cuisse, on remarque que cette région est souvent le siège d'une obstruction vasculaire: les muscles sont colorés, noirâtres et très friables;

ils sont séparés des tissus environnants par un sillon disjoncteur très apparent et semblent subir la *nécrobiose*.

En examinant la surface de section, les artères sont fortement dilatées et entièrement obstruées par un caillot noir, molasse, non adhérent ; les veines sont également le siège de caillots consistants, fibrineux, jaune grisâtre, remplissant leur intérieur.

Dans les muscles se voient encore la sclérose, des suffusions sanguines, des déchirures et des tumeurs charbonneuses dont l'aspect est caractéristique ; l'infiltration mélanique, des abcès, le cysticerque du porc et du bœuf, des échinocoques, tous états pathologiques qui modifient notablement la couleur de la viande et sur lesquels il n'est pas besoin d'insister.

Nous avons vu la viande phosphorescente et moisie. La phosphorescence a été constatée par MM. les inspecteurs de la Villette sur un mouton de bonne qualité, dont les chairs répandaient des lueurs dans l'obscurité. Sur la viande, surtout au voisinage des os, existaient des points phosphorescents, des traînées lumineuses semblables à celles des vers luisants. M. Moulé a pu rendre phosphorescent un échantillon de viande en l'ensemençant avec des points lumineux prélevés sur des harengs qui présentaient ce curieux phénomène.

H. — *Salaisons*

Dans les salaisons, la couleur donne des indications qui ne sont pas à dédaigner. Il existe souvent au pourtour des bandes de lard un ton jaunâtre, résultat d'un commencement de rancité.

La viande de porc qui a séjourné trop longtemps dans la saumure a une teinte grisâtre; le salage convenable lui donne, au contraire, une coloration plus rouge. Cette belle couleur que le commerce affectionne est obtenue surtout par l'addition de salpêtre et de sucre.

Lorsqu'on emploie certains lards pour piquer un morceau de viande ou pour assaisonner un plat, on est parfois surpris de constater que la viande cuite (bœuf, veau) a pris, au contact du lard salé, une teinte d'un rouge carmin; les saumures trop chargées de sel de nitre donnent ce résultat.

On rencontre aussi des lards altérés, puants,

dont la consistance et la couleur sont celles du mastic. On en voit d'autres qui ont, par place, des teintes violettes témoignant d'une saumure tournée.

Les jambons avariés par défaut de salage, corrompus en un mot, accusent, sur une coupe intérieure, une coloration lie de vin, devenant aussitôt verdâtre au contact de l'air.

On trouve encore des lards rosés ou d'un rouge foncé provenant d'animaux malades (asphyxie, rouget). Enfin, on peut citer, en dernière analyse, les viandes chromogénées, c'èst-à-dire altérées par des microbes qui les colorent en bleu, en vert, en rouge, en violet, en jaune orange, etc. On peut ranger dans cette catégorie la morue rouge, dont on a tant parlé dans ces derniers temps, et qui était altérée par un microbe en forme de sarcine, le *clathrocystis roseopersicina*.

§ 3. — La consistance des viandes

En même temps que l'œil intervient à distance dans la recherche des viandes insalubres, le doigt, ou mieux la main, se pose presque instinctivement sur le morceau à examiner, dans le but de connaître l'état de consistance des muscles ; c'est ce que nous appelons le *toucher* de l'inspecteur.

Immédiatement après le sacrifice, la viande est dite *chaude*, *pantelante* ; elle reste dans cet état de mollesse pendant un temps assez long et ne se raffermit bien que dix heures après la mort ; elle perd alors de son poids. Cette limite dépassée, la rigidité diminue insensiblement, puis la viande devient rassise en conservant une certaine fermeté. Le transport en chemin de fer ou en voiture contrarie beaucoup le raffermissement des muscles.

Lorsque la viande provient d'animaux saignés dans le cours de maladies aiguës, ou encore habillés *post mortem*, la rigidité est de courte durée.

En faisant des pressions successives avec les doigts tendus, si on vient à déceler un tremblement de la masse, une sorte de fluctuation, si nous pouvons nous exprimer ainsi, on est en droit de soupçonner l'existence d'une grande quantité de sérum épanché ou encore des fractures comminutives, avec écrasement des parties molles.

Ce tremblement de la viande peut encore caractériser la cachexie aqueuse, l'hydroémie, l'anasarque. Quoi qu'il en soit, il y a indication de faire découper la viande afin de mettre à jour toutes les lésions pathologiques qu'il est quelquefois nécessaire de mettre sous le nez du propriétaire ou de son représentant.

En général, il est bon de dire que, dans la maladie, les viandes, même de première qualité, sont molles ; elles n'ont jamais la fermeté ni la sécheresse des autres provenant d'animaux sacrifiés en bonne santé ; la main qui les touche sait reconnaître le degré d'altération qu'elles peuvent renfermer.

On peut aussi sentir à la pression s'il y a des gaz dans la viande (avarie par les influences atmosphériques). Par le toucher, on s'assure encore si le muscle est emphysémateux, crépitant, comme dans le charbon symptomatique.

Le soufflage extrême des bêtes maigres donne une sensation de parchemin ; on dirait, en effet, qu'on touche une peau de tambour, tant le tissu cellulaire est distendu et sec.

Sur une incision de la viande, la main rapporte diverses sensations de contact d'une interprétation facile ; en palpant la coupe de la viande des bovidés, on sent le grain de la fibre variable, suivant l'âge, la race, le sexe, l'état d'engraissement ; on juge également de son degré de sécheresse ou d'humidité.

Quelquefois la viande est poisseuse, collante aux doigts (fièvre de fatigue), ou bien onctueuse comme un corps gras (viande à odeur de beurre rance). Elle devient résistante au toucher et d'une dureté extraordinaire dans l'hypertrophie fibreuse aboutissant à la sclérose du muscle avec atrophie de la substance musculaire proprement dite.

Elle est séreuse dans le cas de fièvre intense, c'est-à-dire que la coupe laisse transsuder une grande quantité de liquide ; ou bien elle est flasque, mouillée, donnant une sensation de froid intense à la main (états cachectiques). Elle est gluante et gélatineuse chez les sujets trop jeunes et mort-nés.

La graisse subit les mêmes variations et participe de l'état général : fluide lorsque les animaux sont d'une extrême maigreur ou cachectiques, elle est, au contraire, pulvérulente, sans caractère onctueux, dans l'anémie.

C'est ordinairement au bassin, dans les interstices des apophyses épineuses des vertèbres dorsales, qu'on juge bien de l'état de consistance de la graisse. C'est surtout en sciant un os long qu'on peut immédiatement savoir si les animaux *ont leur moelle* ou ne l'ont pas : ferme et compacte à l'état sain, au point que le doigt ne peut l'entamer, la moelle des os devient de la consistance de vaseline dans les cas de marasme et de consomption où la saisie est indiquée.

CHAPITRE III

CLASSIFICATION DES VIANDES INSALUBRES

Les viandes malades, insalubres, dangereuses, nuisibles, peuvent être divisées en six grandes classes :

1° Viandes gélatineuses ou trop jeunes ;

2° Viandes très maigres, cachectiques, etc. ;

3° Viandes fiévreuses :
- Viandes fiévreuses proprement dites ;
- Viandes surmenées, fatiguées, météorisées, asphyxiques ;
- Viandes médicamentées, et à odeurs désagréables ;
- Viandes urineuses ;

4° Viandes virulentes ;

5° Viandes putréfiées ;

6° Viandes parasitaires.

§ 1. — Viandes gélatineuses

a) Veau. — Ce premier groupe comprend les animaux trop jeunes, notamment les veaux que tous les services d'inspection de France et de l'Étranger retirent de la consommation en vertu de règlements spéciaux. A Paris, les lettres patentes de 1782 sont encore en vigueur ; elles prescrivent que le veau de boucherie doit avoir six semaines et n'être pas nourri de son et d'eau blanche.

Sans être aussi rigoriste que semble l'indiquer cette loi ancienne, il est nécessaire cependant d'avoir une ligne de conduite que nous allons essayer de tracer et de justifier.

Lorsque l'inspecteur, en touchant un veau sacrifié, constate que les tissus sont flasques, gélatineux, principalement dans les cuisses ; s'il voit la graisse peu abondante, grisâtre ou même bistrée, grenue et nullement onctueuse, le rognon toujours foncé en couleur, d'un brun verdâtre ou encore violacé, les articulations volumineuses, les cartilages des côtes sternales flexibles et s'infléchissant à une simple pression de la main, la moelle des os sans aucune consistance, boueuse et d'un rouge intense, semblable à la moelle fœtale, le défaut d'adhérence des épiphyses, l'inspecteur a le droit de refuser ce veau comme trop jeune.

La taille ne peut ici être prise en considération, car certaines races, telles que la bretonne, fournissent des veaux très petits et, néanmoins, fort estimés.

En jetant, dit M. Morot, un coup d'œil sur ce qui se fait au sujet de l'inspection des jeunes veaux dans un grand nombre de pays étrangers, on voit que, selon les localités, l'abatage des veaux trop jeunes est ou absolument interdit ou seulement toléré pour la vente en basse boucherie [1]. L'âge minimum, imposé pour la consommation, ou tout au moins pour la consommation ordinaire, a été fixé ainsi qu'il suit :

Quatorze jours : électorat de Hesse-Cassel, 1832 ; royaume de Saxe, 1860 ; grand-duché de Bade, 1878 ; grand-duché de Hesse, 1880 ; canton de Zurich, 1882.

Seize jours : canton de Neufchâtel, 1850.

Dix-huit jours : canton de Lucerne, 1889.

[1] *Recueil de méd. vét.*, 15 février 1893.

Vingt jours : canton de Fribourg, 1892; Haute-Alsace, 1884; Basse-Alsace, 1889.

Trois semaines : Autriche, ordonnance ministérielle du 25 juin 1882.

Trois à quatre semaines : Wurtenberg, 1879.

Quatre semaines : Moravie, 1775.

En France, on trouve un âge minimum moins bas.

Quarante jours : Nice, 1869 ; Saint-Quentin, 1889.

Six semaines : Paris, 1879; Arras, 1884.

Cinquante jours : Nancy, 1884; Oran, 1886.

Soixante jours : Marseille et Draguignan, 1879.

Sur les parchemins des temps féodaux, on voit que les mêmes prescriptions touchant la défense de tuer les veaux jeunes étaient édictées :

Quinze jours : Amiens, 1317; Troyes, 1374; Paris, 1381 (boucherie Sainte-Geneviève) ; Caen, 1462 ; Rouen, 1487.

Dix-sept jours : Pontoise, 1403; Meulan, 1404.

Trois semaines : Évreux, 1424.

Cette entente, basée autrefois sur la répugnance populaire, n'a pas été, on le voit, faite à la légère ni par surprise [1].

[1] D'après M. Ostertag, vétérinaire, inspecteur des viandes à Berlin, les veaux de moins de huit à quatorze jours ne sont pas

b) *Chevreaux*. — Les chevreaux sont divisés en deux classes : les *têtards*, qui sont tués à la mamelle dans le but d'obtenir une peau très fine pour le commerce de la ganterie ; et les *broutards*, sacrifiés à un âge plus avancé, après qu'ils ont mangé de l'herbe. Ces derniers offrent une peau moins estimée à cause des bulbes pileux déjà trop développés.

On sait que la viande des jeunes chevreaux est laxative ; cependant, comme elle est mangée ordinairement avec des légumes, petits pois ou autres, le Conseil d'Hygiène et de Salubrité du département de la Seine déclara, en 1858, d'après le Rapport de Huzard, qu'elle n'était pas insalubre et qu'il n'y avait pas lieu de l'interdire sur nos marchés ; mais qu'on devait, comme pour les autres viandes de boucherie, exercer la surveillance active accoutumée.

Ces mots sont bien vagues ; ils ne précisent pas une ligne de conduite véritable. L'inspection est, en effet, gênée en présence de ces jeunes sujets qui abondent tous les ans sur nos marchés dans

mûrs. Ils fournissent une viande de qualité inférieure, mais non insalubre, qui répugne à la majorité des consommateurs et qui, pour cette raison, ne doit être vendue qu'avec indication de sa nature réelle. Cette viande peut être amendée par l'apprêt culinaire, notamment par l'adjonction de graisse.

les mois de mars, avril et mai. Elle ne retire de la consommation que ceux trop maigres, à graisse brunâtre, dont le rognon violacé ou verdâtre est à nù sous la séreuse péritonéale, dépourvue de dépôts graisseux.

Notre mode d'opérer est le même à l'égard des cochons de lait.

Notre embarras sera également grand le jour où l'inspection devra donner son avis sur ces nombreux lapins étiques qui se vendent par milliers dans les grands centres populeux.

Ces viandes d'animaux trop jeunes sont retirées de la consommation parce qu'elles sont laxatives et qu'elles se transforment presque complètement en gélatine sous l'influence de la cuisson.

La gélatine ingérée se retrouve, on le sait, en partie dans les urines où elle arrive sans avoir été assimilée.

§ 2. — Viandes maigres, cachectiques hydroémiques, etc.

A. — *Maigreur extrême.*

La nourriture insuffisante, le travail excessif, la lactation prolongée, les maladies chroniques de longue durée sont les causes principales qui produisent les animaux maigres. On peut dire encore que la plus grande partie des viandes maigres sont fournies par les sujets qui ont souffert dès le jeune âge et qui n'ont pu trouver, dans les soins et l'alimentation, les éléments nécessaires à leur développement.

Bien des idées ont été échangées par les professeurs de nos Écoles au sujet des viandes d'extrême maigreur. Plusieurs ont été jusqu'à déclarer qu'on devait les laisser entrer dans l'alimentation.

En Allemagne, dans certaines villes seulement, il y a des boucheries particulières, les freibänks, où les viandes maigres et même celles peu malades sont vendues, une fois cuites, avec une étiquette spéciale et à un moindre prix.

En France, je ne crois pas qu'il soit possible de créer de pareilles boucheries, quand on voit l'hippophagie avoir tant de peine à s'implanter dans les villes. Tout au plus pourrait-on réserver ces viandes pour la nourriture des chiens de meute, des carnassiers des musées d'histoire naturelle, pour l'élevage des cochons, etc.

M. Morot proposa, à l'instar du Dr Dionis des Carrières, au Congrès de la Tuberculose de 1888, que les viandes maigres, tuberculeuses, indignes en un mot de l'étal ordinaire, soient données en nourriture aux prisonniers. Comme l'a fort bien dit Jean sans Terre, il n'est pas juste que les voleurs et les fripons soient mieux traités dans leur prison que le paysan sous son chaume, que l'ouvrier sous son toit de plomb et que le soldat en sa caserne [1].

La saisie des viandes maigres dans les grandes villes est, on le voit, une grosse question ; c'est pourquoi j'ai essayé, en concordance d'idées avec les inspecteurs de mon service, d'établir une ligne de conduite basée sur la physiologie et la pathologie. Dans cette classification des viandes maigres que je donne ici, j'ai fait figurer à dessein les viandes cachectiques, hydroémiques, dont la moelle des os reste ordinairement ferme malgré une abondante infiltration séreuse intermusculaire.

Le criterium de la moelle osseuse n'est donc pas infaillible; la moelle fluide ne caractérise, à mon sens, que l'usure extrême, l'autophagie, en un mot. On sait, en effet, que l'animal, avant de mourir de faim, mange toutes ses réserves : la graisse du coussinet de l'œil et de l'articulation fémoro-tibio-rotulienne, enfin la moelle des os.

[1] D'un moyen convenable d'utiliser les viandes de basse boucherie. Journal *le Progrès vétérinaire*, de novembre 1893.

Il existe encore d'autres états qui, s'ils n'ont pas pour base la fluidité de la moelle des os, sont tout aussi mauvais : témoin la maigreur avec état cachectique et graisse diffluente.

B. — *Classification des viandes maigres à Paris*

Maigreur physiologique.	Disparition de la graisse. Volume normal des muscles. On l'observe surtout sur les animaux non émasculés et beaucoup d'animaux jeunes (on ne saisit pas).
Atrophie musculaire simple ou atrophie musculaire sénile.	Emaciation musculaire très accusée. Néanmoins, les muscles sont d'un beau rouge et la graisse lobée, ferme, onctueuse (on ne saisit pas).
Atrophie cachectique et hydroémie	Emaciation, décoloration et infiltration des muscles. La graisse est diffluente ou sans caractère onctueux. Elle peut même faire défaut. La moelle des os est ordinairement ferme (on saisit toujours).
Maigreur extrême, étisie, marasme, consomption.	Disparition complète de la graisse, avec atrophie musculaire. La moelle des os est fluide (autophagie). On dit vulgairement que ces animaux *n'ont pas de moelle* (on saisit toujours).

Au dire des bouchers, les animaux maigres fournissent une viande encore plus flasque et plus mouillée quand on les sacrifie peu de temps après qu'ils ont ingéré une grande quantité d'eau [1].

Quand la maigreur est due à des maladies chroniques, avec exsudats fibrineux et épanchements, on rencontre des désordres sur les plèvres et des traces de fausses membranes.

Si l'étisie est la conséquence de la tuberculose, il faut rechercher avec le plus grand soin les tubercules sur les plèvres et principalement sur la portion charnue du diaphragme. Les ganglions lymphatiques doivent être également incisés afin de s'assurer qu'ils ne sont pas le siège de matières tuberculeuses.

Sur le porc, l'extrême maigreur, conséquence de l'hydropisie, ascite ou de maladies chroniques, est caractérisée par la disparition totale du lard et de la graisse intérieure appelée panne. Cette consomption s'observe principalement sur les truies âgées. Par suite de la malpropreté, les verrats tombent également dans le marasme ; il y a alors fonte de la chair et du lard.

On observe les mêmes signes sur les moutons que la phtisie vermineuse conduit lentement à la mort ; les apophyses épineuses et transverses des vertèbres percent la peau ; les os font saillie

[1] PAUTET. *Précis de l'inspection des viandes.*

de tous côtés ; les muscles s'atrophient et l'animal dépouillé devient complètement diaphane.

Le muguet, la gale peuvent amener l'amaigrissement extrême des moutons et occasionner ainsi le rejet de la viande.

Le veau, dans le cas d'étisie complète [1], n'a plus de viande ni de graisse ; les aponévroses semblent seules exister avec les os et le tissu cellulaire ; les rognons sont recouverts d'une membrane un peu jaunâtre, transparente, disséquant chaque lobule ; la moelle des os est comme une boue semi-fluide.

L'inspection des viandes, dit M. Morot, a ses codes, sous forme de règlements sanitaires élaborés par des représentants attitrés de l'hygiène alimentaire. C'est ainsi que nous voyons ordonner la saisie totale pour cause de maigreur dans les villes suivantes :

Maigreur. — Roubaix, 1883 ; Montpellier, 1885.

[1] L'étisie serait, d'après Robin, la désignation non médicale de l'amaigrissement dû à quelque maladie de longue durée.

L'amaigrissement est l'état d'un corps dans lequel la désassimilation l'emporte sur l'assimilation, soit par l'âge, soit par la maladie ; il précède l'émaciation.

Maigreur extrême. — Lyon, 1884 ; Verdun, 1888; Le Havre, 1891 ; Dijon, 1892.

Maigreur et cachexie. — Limoges, 1889.

Le décret royal du 19 mai 1890, sur l'inspection des viandes en Roumanie, exclut de la consommation les animaux étiques et les animaux cachectiques, ainsi que les veaux de moins de six semaines et les agneaux de moins de quinze jours.

Le décret royal du 3 août 1890, sur l'inspection des denrées alimentaires en Italie, mentionne le rejet des bêtes très maigres, des bovidés et des suidés de moins d'un mois, ainsi que des ovidés de moins de vingt jours.

En Belgique, l'arrêté ministériel du 28 avril 1891, fixant les conditions d'insalubrité des viandes, indique le refus des animaux cachectiques, hydroémiques et des viandes maigres, infiltrées.

M. Ostertag, professeur à l'École de Berlin, est moins sévère pour les viandes maigres, il en conseille la vente pour la fabrication des saucisses et ne rejette que celles infiltrées de sérosité ou hydroémiques.

C. — *Cachexie aqueuse*

On peut examiner en automne, et en hiver surtout, toutes les catégories de moutons cachectiques; le nombre en est assez grand sur nos marchés, dans les années pluvieuses.

Au début, tout en conservant un état de graisse satisfaisant et une viande assez ferme, les animaux sont, une fois dépouillés, humides et froids au toucher. La main passée à la surface du panicule charnu reste imprégnée d'une certaine quantité de liquide qui dénote un état cachectique commençant. Le rognon de graisse est d'assez belle apparence. La viande, à cette première période, est toujours consommée.

Plus tard, elle s'imbibe entièrement d'eau, le tissu cellulaire se remplit de liquide, surtout là où il devrait y avoir des amas de graisse ; le gigot s'atrophie et s'écrase facilement à la pression des doigts, la graisse qui enveloppe les rognons est presque fluide, enfin l'économie sue l'eau de toutes parts.

Le sang est très aqueux, il a perdu une partie de ses éléments constitutifs. Les globules diminuent de volume et de nombre, en même temps que l'albumine perd de sa qualité.

Arrivés à cette période, les moutons atteints de *pourriture* se pénètrent d'eau comme le fait une éponge plongée dans un liquide, ils ne peuvent en aucune manière être livrés à la consommation.

Dans l'anémie du mouton ou *cachexie sèche*, le suif est d'un blanc d'albâtre, il se réduit en farine si on l'écrase entre les doigts ; l'oléine semble faire complètement défaut ; il est brûlé, disent les bouchers. Mais le caractère le plus important est fourni par le tissu musculaire, généralement atrophié et d'une mollesse extrême.

Hématurie. — Chez le bœuf, le signe objectif qui frappe de suite la vue, c'est l'aspect décoloré de toute la viande, dépourvue de graisse de couverture. Le suif est en effet rare, d'un blanc terne, sans caractère onctueux.

L'incision des os spongieux décèle une couleur de vieil ivoire qui frappe singulièrement la vue. Dans l'état normal, la coupe des os du rachis donne, au contraire, une couleur d'un rouge assez foncé. Les muscles ont un aspect décoloré, reconnaissable à distance.

L'hématurie, d'après les études récentes de M. Detroye, serait une maladie microbienne.

L'anémie et l'hématurie deviennent à un moment donné causes de saisie : il y a alors état cachectique.

§ 3. — **Viandes fiévreuses**

A. — *Viandes fiévreuses proprement dites*

On comprend sous ce titre les viandes provenant d'animaux malades ou ayant succombé à la suite d'une maladie inflammatoire franche.

Nous sommes également d'avis d'y faire figurer la fièvre traumatique, la fièvre de fatigue ou le surmenage, la météorisation, les viandes médicamentées, urineuses, etc.

On y ajoute encore les accidents de parturition : paralysie, fièvre vitulaire, non-délivrance, les cas de dystocie dont les résultats, par suite des manœuvres de toutes sortes, sont des fractures, déchirures, compressions, et surtout des infiltrations, des ecchymoses avec fièvre intense ; enfin les viandes urineuses.

L'ictère grave et les viandes à odeur médicamenteuse sont rattachées au groupe des viandes fiévreuses.

La fièvre se manifeste sur l'animal vivant par une élévation de la température. Elle est due à une augmentation exagérée des combustions organiques, lesquelles se traduisent par la présence en abondance, dans le sang et parmi les éléments cellulaires, des produits excrémentitiels, tels qu'urée, acide urique, leucine, créatine, tyrosine, etc., et aussi à un trouble du système nerveux régulateur de la circulation et de la température [1].

A côté de ces produits usés, Arm. Gautier a découvert des poisons violents appelés leucomaïnes : ce sont la xanthocréatinine, la crusocréatinine, la pseudoxanthine. Ces alcaloïdes sont des poisons de l'organisme vivant.

Il est donc prudent de retirer de la consommation ces viandes dangereuses dont le pouvoir nutritif est d'ailleurs très affaibli. De plus, des médicaments administrés à l'animal pendant le cours de la maladie passent souvent dans la circulation générale, communiquent aux tissus une odeur désagréable et, plus encore, des caractères nocifs.

Caractères généraux des viandes fiévreuses. — 1° Le tissu musculaire est décoloré, d'un gris terne, passant, sur une coupe fraîche exposée quelques minutes à l'air, à la couleur rouge vif *saumon* ;

2° La sérosité ou le jus de la viande est augmentée ; elle coule à terre à la moindre incision ;

1 V. Bascou. *Des viandes fiévreuses.* — *Manuel de l'inspecteur des viandes*, 2e édition.

3° Friabilité, mollesse de la fibre, infiltration interfibrillaire, sont encore des caractères que l'on observe après l'incision des muscles de la cuisse;

4° Le tissu cellulaire, notamment au *grasset* ou sous l'épaule, présente un fin réseau de capillaires gorgés de sang et des infiltrations séro-sanguinolentes ;

5° Les ganglions ont quelquefois une injection intense, qui s'accentue encore sur une coupe fraîche;

6° La graisse de couverture et les suifs sont injectés par place;

7° La section des os du rachis offre une couleur terne ou d'un brun foncé;

8° Imbibition et lividité des séreuses (plèvres et péritoine) ;

9° Phénomène d'hypostase indiquant quelquefois le côté où l'animal est resté couché avant sa préparation pour la boucherie;

10° Congestion des reins;

11° Certaines veines peuvent contenir du sang coagulé ou non (thoraciques internes, axillaires, iliaques, saphènes);

12° Ecchymoses extérieures ou profondes ;

13° Odeur *sui generis* de la viande fiévreuse (Voir le paragraphe des *Odeurs*).

Lorsque la viande est encore chaude, ces lésions sont peu accusées. Elles s'accentuent après la rigidité cadavérique, le raffermissement, pour employer le mot consacré. C'est pour ces raisons que, dans les abattoirs, on ne trouve pas, dans la fièvre même intense, des signes aussi manifestes; c'est encore pour ces motifs que certaines viandes foraines expédiées aux Halles offrent des lésions nombreuses, des phénomènes d'imbibition que nos confrères de province n'ont pu voir à une autopsie récente.

B. — *Fièvre de fatigue, surmenage*

Dans la fièvre de fatigue, les vaisseaux sont pleins de sang coagulé, la section des os spongieux est noirâtre, le tissu conjonctif laisse voir des capillaires gorgés de sang, la viande est *d'un brun très foncé, gommeuse et collante aux doigts, sans sérosité, sans jus*. Incisée, la chair dégage une odeur aigrelette. Ces viandes renferment des produits de désassimilation, dont le plus toxique est la potasse libre provenant de la destruction des éléments cellulaires [1]. Quant aux autres:

[1] Bouchard. *Auto-intoxications.*

tyrosine, acide butyrique, acétique, etc., leur action sur les tissus, d'après A. Gautier, est identique à celle des ferments de la putréfaction.

C. — *Viandes météorisées, asphyxiques*

Dans l'asphyxie, les vaisseaux sont gorgés d'un sang noir, fluide, devenant rouge au contact de l'air. Les séreuses (plèvres et péritoine) sont tachées, ternes, salies, livides, ecchymosées; les ganglions sont injectés.

La section des os spongieux, examinés principalement sur le rachis, est noirâtre. La viande est d'un brun foncé. La graisse, fortement injectée, est rougeâtre; enfin, le tissu cellulaire offre les signes d'une vascularisation très intense.

Dans l'indigestion du rumen avec météorisation, ce sont les mêmes lésions augmentées d'une odeur d'excrément. Les gaz de la fermentation pénètrent même dans toute la viande pour lui communiquer une odeur ammoniacale manifeste.

Lorsque les animaux ont été médicamentés, on peut percevoir, à l'incision des muscles, l'odeur du chloroforme, de l'éther ou de certaines plantes aromatiques. Il n'est pas rare également de rencontrer dans le flanc gauche le trou fait par le trocart.

Lorsque les viandes que nous venons d'examiner proviennent d'animaux saignés *post mortem*, l'insalubrité est manifeste et le rejet de la consommation ordonné. Si, au contraire, les sujets ont été dépouillés et préparés rapidement en vue de la vente, il peut se faire qu'on ne trouve que des lésions insignifiantes, ne portant aucun préjudice à la viande. L'inspecteur est du reste juge, après examen des pièces, de se prononcer sur l'acceptation ou le refus. Dans tous les cas, on ne doit pas oublier que ces viandes se conservent peu, s'altèrent rapidement et sont d'un transport difficile. Il est donc indiqué de les consommer autant que possible sur place.

D. — *Viandes médicamentées et à odeurs désagréables. Viandes urineuses*

Nous sommes d'avis de retirer de la consommation toutes les viandes dont l'odeur et la saveur anormales sont susceptibles de provoquer le dégoût chez les consommateurs. Ces viandes sont insalubres ou nocives par suite de mauvaises propriétés qui leur sont communiquées par l'ingestion, du vivant des animaux, de certains médicaments, tels que les poisons, l'éther, l'assa fœtida, l'essence de térébenthine, le camphre, l'ammoniaque, etc.

Cette question a été traitée très longuement dans le chapitre spécial des odeurs et des couleurs ; nous n'y reviendrons pas ici.

Nous ne dirons qu'un mot des viandes provenant d'animaux empoisonnés, soit par l'ingestion de plantes vénéneuses, de peintures à base de sels toxiques, d'erreur de dose de médicaments, soit enfin par la malveillance d'autrui.

Les poisons imprègnent ici les tissus, notamment les viscères, foie, cerveau, etc., des animaux dont ils ont amené la mort. Ces cas ont, en général, un tel retentissement qu'on ne cherche pas à faire consommer les chairs des cadavres. Quoi qu'il en soit, en admettant que de pareilles viandes puissent parfois être soumises à notre examen, il sera toujours facile de les éliminer ; en dehors de l'analyse chimique, ces genres d'empoisonnement amènent généralement la mort à la suite de symptômes fébriles très accusés.

Pratiquement du moins, ces viandes trouvent leur place à côté des viandes fiévreuses dont nous avons parlé.

A la suite des blessures de l'urèthre et de la rupture de la vessie, il se produit des infiltrations d'urine dans les tissus.

Les urines normales sont toxiques ; Feltz,

Ritter et Bouchard l'ont démontré en 1880.

En dehors de la toxicité de l'urine, l'odeur et le dégoût qu'elles communiquent aux chairs motivent la saisie des viandes urineuses [1].

§ 4. — Viandes virulentes

Les viandes virulentes sont bien plus dangereuses; on y range celle des animaux atteints de typhus, de péripneumonie, de maladie aphteuse, de rouget, de pneumo-entérite infectieuse, de charbon bactéridien et symptomatique, de morve, de farcin, de rage et de septicémies diverses, enfin surtout de tuberculose [2].

Pour la péripneumonie, la cocotte, la clavelée, le rouget, la pneumo-entérite infectieuse, il est admis par la loi sanitaire qu'on peut consommer la viande sans danger, si toutefois la maladie est peu avancée et la viande indemne de fièvre.

[1] Bascou. *Manuel de l'inspecteur des viandes.* — Animaux empoisonnés.

[2] Le tétanos est une affection locale dans laquelle la mort est provoquée par une intoxication due aux produits des bacilles, c'est-à-dire aux toxalbumines.

Sa nature infectieuse, sa transmissibilité et son danger pour l'espèce humaine sont indéniables.

On doit donc, à notre avis, saisir et détruire les viandes d'animaux tétaniques.

A. — *Fièvre aphteuse*

La plupart des cas de transmission de la maladie aphteuse à l'homme sont dus à l'usage du lait [1].

Par contact immédiat de la peau avec le virus, les lésions sont différentes. J'ai cité dans mes Rapports le cas d'un ouvrier du marché porteur de plaie à la main et qui infecta cette plaie en touchant des porcs aphteux. Il y avait dans les espaces interdigitaux des vésicules à contenu séreux.

Sur un autre bouvier, le mal avait envahi les cinq doigts de la main droite; on voyait autour des ongles, comme autour de ceux des animaux malades, un sillon disjoncteur blanchâtre, renfermant un liquide que la moindre pression faisait sortir. Un autre langueyeur avait seulement des aphtes autour des ongles des deux pouces.

Les pieds, les langues des animaux aphteux ne doivent être livrés à la consommation qu'après avoir été trempés dans l'eau bouillante [2].

B. — *Clavelée*

J'ai observé également des boutons de clavelée sur des ouvriers du marché aux bestiaux. Les der-

[1] NOCARD et LECLAINCHE. *Epizooties, maladies des animaux transmissibles à l'homme.*

[2] Rapport de M. Nocard au Conseil d'Hygiène et de Salubrité (2 avril 1891).

niers que j'ai examinés, les nommés Albert Depied et Étienne Viron, savaient fort bien être atteints de boutons claveleux, de *claviot*, disaient-ils.

Il y a, d'ailleurs, lieu de remarquer que les placeurs de moutons ont presque toujours les bras nus et qu'ils saisissent les animaux à bras le corps pour les lotir dans les parcs qu'ils doivent occuper. Il est donc permis de penser que l'éruption claveleuse, ordinairement placée soit sous le ventre, soit aux aisselles, soit aux aines des moutons, vient, par ce contact, inoculer le virus aux ouvriers préposés à ce travail spécial.

M. Sachot, vétérinaire sanitaire, a observé, à bord d'un navire chargé de moutons russes, de provenance d'Odessa, des matelots de l'équipage (trois ou quatre environ) ayant des pustules entre les doigts et sur les avant-bras, pustules qu'il a pu rattacher macroscopiquement à celles de la clavelée.

Il existait à bord de ce navire des moutons claveleux qui ont été jetés à la mer. Les ouvriers chargés du soin des animaux attribuaient leur mal à l'inoculation par le mouton.

C. — *Peste bovine*

L'article 14 de la loi sanitaire défend de livrer à la consommation la chair des animaux abattus comme atteints de la peste bovine.

D. — *Charbon bactéridien*

Pour la fièvre charbonneuse, on connaît les dangers résultant des inoculations accidentelles pendant les manipulations ; la pustule maligne est, en effet, très grave chez l'homme.

Boutet, de Chartres, en 1876, a prouvé d'une manière absolue que les viandes rôties saignantes étaient encore propres à transmettre le virus charbonneux. Les inoculations qu'il fit avec le jus recueilli d'un bifteck d'un animal charbonneux eurent un plein succès.

Il s'ensuit qu'on doit toujours craindre l'infection intestinale ou mycose et l'empoisonnement par les toxines accumulées.

Les viandes charbonneuses offrent au plus haut point les signes des viandes fiévreuses ; elles ne s'en distinguent par aucun caractère. Le sang retrouvé dans les veines est noir, incoagulé ; il laisse voir au microscope la bactéridie de Davaine.

E. — *Charbon symptomatique*

Dans le charbon symptomatique, spécial aux jeunes bovidés, il y a des tumeurs caractéristiques avec une odeurs de beurre rance.

En incisant une de ces tumeurs, on voit les muscles noirâtres, striés de vergetures de couleur un peu moins foncée. A la périphérie, il y a une sérosité jaunâtre assez abondante, qui filtre dans les parties déclives. Presque toujours des décollements existent entre les faisceaux musculaires distendus par des gaz.

La bactérie se trouve surtout dans les tumeurs.

On ne sait encore, dans l'état actuel de la science, si le charbon symptomatique ou à tumeurs est transmissible à l'homme ; dans tous les cas, la viande des animaux atteints de cette affection est dangereuse, en raison de l'état septique qu'elle revêt en un temps très court.

F. — *Viandes à odeur de beurre rance*

Les inspecteurs de Paris constatent souvent une odeur de beurre rance dans les viandes saisies, surtout dans celles qui présentent au dernier chef les signes de la fièvre. On a observé cette odeur maintes fois sur le bœuf, le veau, et deux fois sur le porc.

M. Moulé, contrôleur, préparateur au laboratoire du service d'inspection des viandes de Paris, a trouvé dans le sang de ces viandes un microbe particulier, à spores isolées, prenant très bien les couleurs d'aniline.

Cette odeur peut exister en concomitance avec

le charbon bactéridien, le charbon symptomatique, la septicémie gangréneuse (Nocard et Moulé).

MM. Arloing et Samson ont émis l'idée que cette odeur était due à la fermentation butyrique.

G. — *Rage*

L'article 55 du décret du 22 juin 1882 dit que les herbivores mordus par des chiens enragés seront conduits à l'atelier d'équarrissage.

H. — *Morve*

La diathèse morvo-farcineuse a été trop bien étudiée pour rappeler ici la description de l'École. Nous ne nous occuperons donc que de la morve pulmonaire ou *latente*, celle qui soulève le plus de contradictions dans les abattoirs hippophagiques.

Autrefois, on déclarait morveux tout cheval à l'autopsie duquel les poumons présentaient de petites masses dures, arrondies, que l'on constatait vivement par l'appui seul des doigts.

Depuis lors, un revirement s'est opéré ; on a vu qu'on pouvait aussi rencontrer dans le poumon du cheval la péribronchite noduleuse, signalée par M. Nocard, et qui peut induire en erreur un œil peu exercé ; la tuberculose ; enfin des masses calcaires, sans aucune organisation, *toutes au même stade de développement, difficilement incisables, sans zone inflammatoire, sans point central ramolli.*

Ces tubercules, le Service d'inspection de Paris les rencontre tous les jours sur de vieux sujets, souvent en bon état de viande. Nous laissons consommer ces chevaux, car ce n'est pas la morve.

Dans la morve pulmonaire classique, même sans symptômes extérieurs visibles du vivant de l'animal, les tubercules sont formés d'une coque fibreuse en continuité avec le tissu du poumon ; ils sont souvent pourvus d'une auréole inflammatoire. Dans leur centre on trouve un point caséeux, qu'on peut enlever avec la pointe d'un bistouri. De plus, on constate toujours dans le poumon du cheval morveux des tubercules à différents âges.

Nous avons rencontré plusieurs fois le tubercule de morve perlé, translucide, de la grosseur d'un grain de millet.

Dans la tuberculose, les tubercules, plus irréguliers, s'agglomèrent de bonne heure pour amener l'induration pulmonaire ; on a alors l'aspect du sarcome.

Dans la péribronchite noduleuse, le pseudo-tubercule incisé montre que le pus provient de l'intérieur d'une petite bronche.

Quoi qu'il en soit, des obscurités règnent encore sur cette question de la morve latente ; les examens microscopiques du tubercule, si varié dans sa forme, ne donnent rien, le microbe étant à une phase de dégénérescence.

Le cobaye inoculé est un réactif assez certain, mais les résultats qu'il peut donner sont tardifs. Je laisse de côté l'âne, d'un prix trop élevé pour être utilisé avec profit dans nos modestes laboratoires.

L'ensemencement sur pomme de terre est préférable : il donne en trente-six heures des colonies de couleur marron, tout à fait caractéristiques.

L'injection préalable de malléine aux chevaux présentés à l'hippophagie serait un moyen sûr, mais irréalisable, en raison du grand nombre de sujets sacrifiés.

En matière d'inspection des viandes, la pratique éclairée peut actuellement donner un bon conseil sur les lésions nécropsiques de la morve latente.

I. — *Septicémie*

Les viandes septiques ont l'aspect des viandes fiévreuses, un peu plus sale peut-être, avec des lividités plus intenses sur les aponévroses et les séreuses et des liquides sanieux dans le tissu cellulaire. Le vibrion trouvé dans les sérosités, le sang et l'inoculation à un cobaye établissent le diagnostic.

Les viandes septiques peuvent occasionner, par ingestion, des intoxications graves. « C'est le microbe, dit Zundel, qui produit la dysenterie, la septicémie intestinale, les vomissements graves ; c'est l'alcaloïde qui amène la stupeur et la paralysie, le collapsus général. » Cet état grave et rapide a une analogie frappante avec les effets du wurstgift, avec la maladie qu'on observe après la consommation de certains poissons ou même de mollusques.

J. — *Tuberculose*

La tuberculose s'attaque à l'espèce bovine, au porc, au mouton, à la chèvre et au cheval ; elle n'est pas rare chez le lapin et les animaux de basse-cour.

Au Congrès de 1888, M. Arloing proposait la saisie totale avec indemnisation des propriétaires. Le décret qui paraissait quelques jours après ordonnait, dans son article 11, une ligne de conduite différente et commandait la saisie tempérée pour les seuls animaux de l'espèce bovine.

Cette affection est-elle transmissible à l'espèce humaine et faut-il admettre l'identité des deux bacilles ?

Toutes les discussions qui ont eu lieu depuis

quinze ans au sein de congrès spéciaux ont essayé d'élucider ces deux problèmes. De part et d'autre, on a lancé l'anathème sur les viandes tuberculeuses, en faisant entrevoir le danger qu'il y avait à les laisser consommer. Les preuves cependant n'étaient pas probantes.

Actuellement on semble ne plus craindre autant. « On a, disent Nocard, Galtier, exagéré le danger, et l'on ne peut conclure des résultats de l'injection sous-cutanée à ceux de l'ingestion. »

Que signifie, en effet, cette saisie partielle dans le cas de localisation ? Qui nous dira au juste où elle commence ? Dans le cas où elle sera établie, serons-nous toujours certain que les ganglions œsophagiens, bronchiques, et même ceux plus profonds, n'auront rien ?

Dans les observations recueillies à la suite des injections de tuberculine, il appert que la réaction thermique est plus accentuée lorsque les lésions tuberculeuses sont peu accusées, récentes et confinées dans les ganglions.

Je me rappelle avoir assisté à plusieurs autopsies de vaches déclarées tuberculeuses après injection et qui presque toutes avaient à l'autopsie une tuberculose discrète des ganglions bronchiques et œsophagiens. Il est certain que, pour un œil peu attentif, ces animaux auraient été reconnus indemnes de toute affection.

Dans nos abattoirs, la tuberculose est surtout observée sur l'espèce bovine adulte. C'est à de rares intervalles qu'on la signale sur le veau et sur les jeunes bovidés. Elle prend alors différents caractères, envahit les articulations, la moelle osseuse, les ganglions.

La maladie est compatible avec un bon état d'engraissement, et c'est un tort de penser qu'elle est l'apanage des sujets maigres. Bien souvent on est étonné de voir des bœufs de première qualité porteurs de masses tuberculeuses énormes, bouchant — c'est le mot — les deux cavités splanchniques.

Les inspecteurs du Service sanitaire du marché aux bestiaux de la Villette ont signalé sur le bœuf une lymphangite tuberculeuse avec ulcération ; dans l'espèce, les tubercules se dessineraient sous la peau par des reliefs gros comme des pommes.

Nous mentionnerons encore comme curiosité cette agglomération de tubercules dont l'aspect mamelonné donnait à la queue de bœuf, siège principal de cette altération, une analogie frappante avec celle du crocodile.

Toutes les variétés de tuberculose décrites dans les traités classiques sont observées aux abattoirs. Nous ne pouvons, on le comprend, passer ces types en revue. Il suffit de déclarer que tous les organes peuvent être envahis par l'élément tuberculeux.

Le porc offre une tuberculose caractérisée le plus souvent par de petites masses jaunâtres qui, en se ramollissant, finissent par déterminer la nécrose des os voisins.

Le mouton, la chèvre et le chien ne sont plus aujourd'hui considérés comme réfractaires à cette affection. M. Cadiot vient d'en rapporter de nombreux cas sur des chiens présentés à la clinique d'Alfort.

La tuberculose du cheval est actuellement bien étudiée ; elle donne aux poumons, par l'agrégat des tubercules, un aspect lardacé, sarcomateux, qui a induit en erreur bien des praticiens au moment des premières constatations.

Freibänks.— En présence des hécatombes réitérées dont les abattoirs sont le siège, en présence des doléances des Syndicats agricoles, on a cherché à utiliser les viandes reconnues tuberculeuses.

On a parlé de créer, comme en Allemagne, de

vastes appareils où ces viandes seraient stérilisées à une haute température et livrées ensuite à la consommation.

M. Morot, mon collègue de Troyes, nous a éclairés sur les freibänks ou les étaux de basse boucherie installés en Allemagne et en Autriche.

Si nous passons en revue avec lui les opinions des hygiénistes allemands au sujet de la création de ces basses boucheries, nous voyons qu'il n'y a pas accord sur leur utilité.

D'après le Dr Hertwig, directeur de l'inspection des viandes à Berlin, les freibänks ne sont possibles que dans les petites localités; dans les grandes villes on ne pourrait empêcher la revente de la viande de moindre valeur comme viande de valeur ordinaire. C'est pour cela qu'à Berlin les viandes envoyées au freibänk sont cuites dans des appareils spéciaux.

M. Schmidt-Mülheim, vétérinaire en Westphalie et directeur d'un journal d'inspection des viandes, est grand partisan des étaux de basse boucherie. L'Allemagne du Sud en possède depuis longtemps un certain nombre servant au débit réglementé de la viande de moindre valeur, *légèrement tuberculeuse*, très maigre ou provenant d'animaux atteints de maladies parasitaires et de cachexie.

On empêche, pour cet auteur, le débit clandestin de la viande des animaux malades et on protège, en outre, les intérêts des éleveurs contre les exactions des bouchers [1].

Par contre, M. Frendeustein, de Westphalie, combat l'institution des freibänks, en déclarant que la police sanitaire ainsi faite attente à la liberté du commerce et des personnes en proscrivant la viande de moindre valeur.

Pour Ostertag, professeur à l'Ecole vétérinaire de Berlin, le freibänk est inséparable de la réglementation de l'inspection des viandes. Le freibänk, surtout avec l'emploi de la cuisson, permet de faire consommer des animaux maigres et faiblement malades, ceux ladres, etc.

M. Messner, directeur de l'abattoir de Carlsbad (Autriche), soutient que le freibänk est indispensable, à condition d'être bien surveillé, ce qui ne peut avoir lieu que dans les petites localités.

M. Steffen, vétérinaire à Magdebourg (Saxe), n'est pas partisan du freibänk, parce que les viandes de moindre valeur sont différemment classées suivant les divers inspecteurs, et qu'elles peuvent

[1] Morot. *La Presse vétérinaire*. — Ce qu'on pense de l'institution des freibänks en Allemagne et en Autriche. — Juillet et août 1893.

être vendues comme bonnes par des commerçants qui les font acheter par des intermédiaires.

« Dans les grandes villes, disent MM. Toscano et Postolka, vétérinaires sanitaires à Vienne, les freibänks, recommandables dans les petites localités, doivent être, dans les grandes villes, remplacés par des appareils de cuisson, car on ne peut surveiller facilement tous les étaux libres. »

Au Congrès vétérinaire autrichien de 1892, tous les membres ont émis un avis favorable à la création de freibänks. Seul M. Toscano a déclaré qu'il était immoral de trouver bonnes pour les pauvres les viandes reconnues mauvaises pour les riches.

En France, on n'est pas partisan de ces étaux de basse boucherie. J'avoue, pour ma part, que leur établissement dans les grands centres me fait craindre que les petites localités de province n'expédient vers ces étaux toutes leurs viandes maigres et malades.

M. Baillet, de Bordeaux, demande quelle sera pour ces boucheries libres et autorisées la véritable limite entre la viande maigre provenant d'animaux sains et celle également maigre, mais provenant d'animaux malades. Le boucher ne cherchera-t-il pas à se procurer par contrebande et à vendre en cachette de la viande maigre et malade sous le couvert de l'autorisation qu'il aura reçue? Lorsque cette tendance existe naturellement, pourquoi l'encourager encore en lui donnant comme une sorte de sanction légale[1].

Sans me ranger complètement à l'avis de mon collègue de Troyes, qui propose aujourd'hui de faire consommer toutes les viandes suspectes aux prisonniers, je pense qu'on est peut-être trop sévère à l'égard des viandes tuberculeuses.

Notre ancienne manière d'opérer avait, je crois, du bon. Nous la résumions ainsi dans le compte rendu des opérations de l'inspection des viandes pour l'année 1886 :

« La tuberculose constatée chez un animal maigre entraîne la saisie de cet animal, qu'elle soit généralisée ou localisée.

« Lorsqu'elle existe chez une bête ayant de la qualité, nous supprimons les parties envahies par l'élément tuberculeux et le reste est livré à la consommation. »

Jusqu'au décret de 1888, ce fut notre ligne de conduite aux abattoirs de Paris[2].

[1] Baillet. *Traité de l'inspection des viandes de boucherie,* 1880.

[2] A l'abattoir de Moscou on n'inspecte pas les veaux ni les

§ 5. — Viandes putréfiées

La viande du jour résiste plus à la dent que celle de vingt-quatre ou de trente-six heures. Quelques auteurs appellent *mortification* le phénomène qui modifie ainsi la viande : ils l'attribuent à la formation d'acide lactique qui dissout la chaux des fibres musculaires. C'est en réalité le début de la putréfaction.

A. — *Viande chaude, pantelante, viande rassise*

La chair d'un animal abattu vers les six heures du matin peut-elle servir pour la vente de la matinée du même jour ? Je ne connais aucune réglementation empêchant le commerce d'agir ainsi. On voit journellement les bouchers acheter aux abattoirs de Paris des viandes provenant d'animaux fraîchement tués, abattus souvent devant eux, pour les débiter quelques heures après à leur clientèle.

moutons. Le bœuf et le porc sont seuls soumis à la visite sanitaire. Dans ce pays, la tuberculose n'entraîne la saisie totale que si elle siège sur deux ou trois organes. Si elle est limitée à un seul et à un faible degré, cet organe seul est saisi et la viande est livrée à la consommation.

Aux abattoirs de Paris, on préfère toujours la viande du jour aux viandes de la veille, dont le prix de vente est quelquefois inférieur.

Si on pénètre dans les étaux de boucherie, il est facile de se rendre compte que certains acheteurs veulent consommer de la viande fraîche, tandis que d'autres, au contraire, désirent de la viande rassise ; c'est pour cette raison que, dans certaines villes, on a l'habitude de débiter en rôtis la viande des animaux tués la veille ou l'avant-veille. Par contre, on livre pour le pot au feu la chair de ceux du jour.

Cette coutume n'est pas générale ; elle se modifie du reste suivant les saisons ; l'été, on tue au fur et à mesure du besoin, au jour le jour pour ainsi dire ; l'hiver, on sacrifie à l'avance.

Le boucher agit ordinairement suivant le goût de sa clientèle et au mieux de ses intérêts.

Combien doit s'écouler de temps après l'abatage pour que la viande soit marchande ?

Cette deuxième question est le corollaire de la première à laquelle j'ai répondu : — la viande est marchande aussitôt le sacrifice.

Néanmoins, certains cahiers des charges pour la fourniture de la viande semblent avoir fixé ce laps de temps. Ainsi, l'Assistance publique de Paris écrit dans son cahier : « Les bestiaux seront abattus la veille de la livraison. »

Dans ces conditions, l'expert a une ligne de conduite tracée par une administration qui a voulu faire des stipulations écrites et les imposer à l'adjudication. Cette clause est basée, à mon avis, sur la déperdition du poids de la viande par le refroidissement, l'évaporation en un mot.

En effet, vingt-quatre heures après le sacrifice, un bœuf du poids de 400 kil. a perdu environ 6 kil. ; un mouton de 22 kil., 1 kil. 250 grammes. De plus, la viande rassise de vingt-quatre heures est plus ferme, a belle apparence à l'étal et se coupe mieux.

B. — *Viande verte, avariée par les influences atmosphériques, les mouches*

Par les temps chauds, orageux, la viande s'altère rapidement. Cette avarie se traduit par des tons verdâtres en certains endroits sur la graisse, les aponévroses; la fibre musculaire semble macérée et dégage l'odeur de la putréfaction; des gaz s'accumulent dans le tissu cellulaire ; enfin il y a fermentation (Voir plus haut *les Odeurs* et *les Couleurs des viandes.*)

Si on recueille ces gaz pendant la première

période de décomposition, ils ne sont pas inflammables ; ils le deviennent pendant la seconde période et brûlent avec la flamme pâle qui caractérise l'hydrogène. L'inflammabilité disparaît à la période ultime de la putréfaction.

D'après M. Pasteur, la putréfaction est une fermentation putride analogue, dans sa nature, aux autres fermentations, c'est-à-dire qu'elle est corrélative au développement, dans les substances putrescibles, d'organismes vivants, microscopiques, dont les uns, *vibrions*, développés dans la profondeur, décomposent les matières albuminoïdes pour s'en assimiler une partie et mettre l'autre en liberté sous forme de gaz putrides, tandis que les autres (mucédinées et bactéries), accrus à la surface, s'emparent de l'oxygène et achèvent la putréfaction.

Si on en croit le commerce de la boucherie, la viande de veau avariée pourrait encore être consommée ; les bouchers ne manquent pas, en effet, de porter au feu pour leur usage personnel des morceaux de veau commençant à se putréfier, affirmant qu'après cuisson préalable il est impossible de reconnaître que la viande était primitivement gâtée. Pour nous, la viande corrompue ne perd pas son odeur par la cuisson. Ainsi, un gigot putréfié, mis au four, aura une odeur repoussante qui persistera quand même on l'aura garni d'ail; il en est de même pour les autres viandes corrompues.

Nous devons rappeler que ces viandes sont dangereuses à consommer, à cause des ptomaïnes qu'elles peuvent renfermer.

La fermentation, dans les chaleurs, s'empare aussi des foies qui deviennent très friables et s'écrasent facilement au contact du doigt, en faisant entendre un léger crépitement. Mais, pour s'assurer de l'état de fraîcheur de cet organe, la pression du doigt ne suffit pas, il est nécessaire en outre de faire une incision légère près du lobule de Spigel : dans l'avarie, cette coupe revêt une teinte de couleur ocre jaune ou feuille morte, en même temps qu'apparaît la couleur verdâtre de l'intérieur des canaux biliaires. On dit alors le foie tourné.

A l'état frais, la teinte de la coupe est brillante et de couleur brune.

Les rognons avariés, outre qu'ils ont la graisse du hile sale et nauséabonde, offrent, dans leur intérieur, une teinte terreuse allant même jusque dans la profondeur de l'organe.

Les cervelles, par suite de l'avarie, se réduisent en marmelade et dégagent une odeur infecte.

Les poumons, décomposés, sont nauséabonds ; ils poissent à la main et leur couleur est modifiée ; ils sont sales, en un mot.

Les têtes de veau, les pieds de veau et de mouton, les tripes, bien qu'ayant subi une cuisson préalable, s'altèrent encore pendant la période des chaleurs et présentent des signes très caractéristiques que, sans rappeler à nouveau, on reconnaît : pour la tête de veau, à l'examen de la langue, en la tirant à soi, ou bien en faisant une incision entre les deux branches du maxillaire inférieur, points où l'avarie commence. On peut également introduire le doigt dans la cavité orbitaire et constater que l'œil est gluant et dégage une odeur putride ; pour les tripes, en dépliant les divers feuillets qui composent un rouleau et à l'odeur qui s'en dégage ; pour les pieds de veau, à l'aspect sale des onglons, toujours roses à l'état sain, et à l'odeur qui se manifeste à l'incision pratiquée entre les deux doigts ; pour les pieds de mouton vendus en bottes ficelées, on s'assure de leur état par l'odeur, en les touchant du doigt ou en faisant usage de la sonde.

Pendant les fortes chaleurs de l'été, les viandes sont sujettes à être altérées par les mouches qui viennent déposer leurs œufs dans les interstices musculaires ou même à l'entrée des vaisseaux sanguins. L'éclosion a lieu quelques heures après et les larves rampantes qui en proviennent s'emparent bientôt de la substance animale pour la détruire par place ou dans son entier.

Les larves de ces mouches peuvent quelquefois être introduites dans le corps de l'homme et donner naissance à une affection spéciale encore peu connue et qu'on nomme myriasis (Van Beneden et P. Gervais.)

C. — *Gibiers*

Pour beaucoup d'amateurs, la bécasse et le faisan ne doivent être mangés qu'après un ramollissement putride. C'est une erreur, à notre avis. La viande putréfiée est certainement toujours dangereuse. Les hygiénistes n'en exceptent pas le gibier dit « faisandé », qui a fait rudement expier aux gourmets, aux goutteux surtout, la satisfaction d'un goût d'ailleurs assez étrange. Outre l'altération de la fibre musculaire et du suc de la viande, qui nuit évidemment à la digestibilité et prépare la révolte gastro-intestinale, c'est d'une haute imprudence d'introduire dans l'économie des vibrions septiques en plein foisonnement (Arnould).

Pour Polin et Labit, le gibier renferme des

leucomaïnes dues à la poursuite qu'on inflige aux animaux avant leur mort.

D. — *Volailles*

Les volailles, dont la consommation en kilogrammes dépasse à Paris 20,000,000, s'altèrent, l'été, par une longue exposition à l'air. Elles prennent alors une teinte verdâtre, notamment au croupion, à la saignée et sur le dos.

Elles peuvent être atteintes de tuberculose, de diphtérie, de choléra.

La tuberculose aviaire n'est probablement qu'une variété de la tuberculose humaine. Grancher et H. Martin opinent pour l'identité. Quant à la diphtérie des gallinacés, il y a les adversaires de la transmissibilité à l'homme à la tête desquels sont Mégnin, Roux, Cornil, Saint-Yves, Ménard et Lœffler. Dans le camp opposé nous trouvons Vallin, Longuet, Petit. Quoi qu'il en soit, ces deux affections sont assez graves pour qu'il y ait lieu, malgré les doutes, de rejeter de la consommation les bêtes malades.

E. — *Poissons, crustacés et mollusques*

Les œufs de certains poissons (brochet, barbeau) peuvent, à l'époque du frai, occasionner chez les personnes qui les ingèrent des accidents graves, des crampes avec vomissement et hyperpurgation.

D'autres, comme la lotte, la perche, sont susceptibles de transmettre le botriocéphale : le fait est surtout commun en Suisse.

Les crustacés — homard, langouste, crevette — provoquent chez certaines personnes des troubles gastriques, de véritables empoisonnements et surtout de l'urticaire. Ces accidents se manifestent avec plus d'intensité lorsque les crustacés sont en putréfaction.

Le poisson, quand il est frais, a les écailles brillantes, l'œil vif et clair, les ouïes roses et humides ; sa chair doit être ferme et résister à la pression de la main. Il se décompose, au contraire, quand l'œil est creux, terne, les ouïes sèches et grisâtres, quand, enfin, ses écailles s'enlèvent facilement, qu'il a perdu son brillant et qu'il conserve l'empreinte des doigts.

Les empoisonnements signalés à la suite de l'ingestion des moules sont dus, d'après Wolf et Brieger, à un principe toxique existant dans le foie. Une seule moule malade peut produire des accidents graves.

L'huître détermine également des accidents semblables, mais à des degrés moindres. Les moules, les huîtres et, en général, tous les coquillages bivalves doivent être fermés pour témoigner de leur fraîcheur ; chaque fois que les coquilles sont béantes, le refus est indiqué.

§ 6. — Viandes parasitaires

Nous nous étendrons peu sur ce chapitre, traité dans le *Manuel de l'Inspecteur des viandes* et, plus au long, dans des ouvrages spéciaux (Voir *les Maladies parasitaires* de Neumann et les *Éléments de zoologie* de Raillet). Nous nous bornerons à faire une énumération rapide des principaux parasites rencontrés dans les viandes de boucherie.

A. — Les parasites du tissu musculaire proprement dit sont :

Les *psorospermies*, qu'on rencontre dans les muscles de la plupart des animaux de boucherie ; plusieurs nous intéressent : 1° la *miescheria tenella ;* 2° la *Balbiania gigantea* de l'œsophage du mouton ; 3° la *sarcocystis Miescheri*. Ces utricules entraînent l'insalubrité des viandes lorsque, agglomérées, elles deviennent purulentes ou crétacées.

Les *échinocoques* habitent tous les organes du bœuf, du mouton, du cheval et du porc. L'eau qu'ils renferment dans leur intérieur possède des propriétés très irritantes, très accusées, surtout lorsqu'elle est projetée dans l'œil (Mourson et Schlagdenhauffen).

L'échinocoque donne le *tœnia nana* ou *echinococcus*, qui vit dans l'intestin du chien ; à son tour, le chien, en déposant ses excréments sur l'herbe sème involontairement des œufs qui sont déglutis par les ruminants ou même par l'homme, comme en Finlande.

Le *cysticercus bovis* transmet le *tœnia mediocanellata* ou *inerme* à l'homme. Il est commun en Algérie et en Tunisie (observé la première fois en France, le 3 juillet 1888, par M. Bascou, contrôleur de notre service).

Le *cysticercus tenuicollis* est toujours superficiel ; on le trouve principalement sur le mésentère du mouton et quelquefois sur celui du porc (boules d'eau des bouchers).

Le *cysticercus cellulosæ* provoque la ladrerie du porc ; il se transforme chez l'homme en tœnia solium ou ver solitaire.

En matière d'inspection, notre ligne de conduite est bien simple, car tous les porcs ladres sont refusés, sans distinction de la quantité plus ou moins grande de vésicules visibles. Le lard seul est rendu sur la demande de l'intéressé.

La *trichina spiralis*, très commune sur les porcs d'Amérique et d'Allemagne, est inconnue totalement chez nous. La viande fraîche de porc atteint de cette affection communique à l'homme une trichinose dont les symptômes simulent ceux du typhus.

On admet aujourd'hui que la salure profonde tue ce nématoïde. Quoi qu'il en soit, il est indiqué de faire usage de la viande de porc bien cuite, surtout lorsqu'il s'agit d'animaux de provenances étrangères.

Dans les muscles de poissons, principalement de l'éperlan, on voit l'*agamonema* et des larves d'échinorhynques. Dans ceux du brochet, de la perche et de la lotte existent des embryons de botriocéphale que Braun considère comme représentant une phase d'évolution du *botriocephalus latus* qui habite l'intestin de l'homme.

M. Labully, inspecteur des denrées alimentaires à Saint-Etienne, a saisi sur le marché de cette ville de la morue dont la chair était criblée de petits kystes faisant ressembler ce tissu à la viande envahie par les cysticerques. En ouvrant les kystes, on en faisait sortir un petit ver blanc, ovoïde, de 3 millimètres 1/2 de long sur 1/2 millimètre 1/2 de large. Il s'agissait de la forme larvaire d'un cestode appartenant au groupe des tétrahynchides, confondus autrefois avec les échinorhynques. On trouve souvent ce parasite à l'état de scolex dans beaucoup de poissons osseux et à l'état parfait dans le tube digestif de sélaciens, raies, squales qui se nourrissent des précédents.

On signale encore l'*actinomycose*, qui peut envahir les muscles, les os, la langue et le poumondes bovidés. Cette affection est causée par un parasite nommé actinomyces ou champignon radié. Elle a été observée chez l'homme par Lucet, vétérinaire à Courtenay (Loiret).

Les régions et les organes envahis par cette néoplasie sont retirés de la consommation.

B. — Dans le tissu conjonctif, on ne voit que la *balbiana gigantea* de l'œsophage du mouton ; le *cœnurus serialis*, qui pénètre souvent dans les muscles du lapin ; les *symplectoptes cysticola*, qui occasionnent des nodosités crétacées dans le tissu cellulaire sous-cutané des poules.

C. — Dans les cavités splanchniques on rencontre la *tuberculose* ; le *stephanurus dentatus*, spécial aux porcs de races étrangères ; la *filaria equina*, qui habite la cavité péritonéale du cheval, de l'âne et du mulet ; le *cysticercus pisiformis*, fixé en grand nombre sur le mésentère des lapins ; l'*agamonema papilligerum*, qui existe chez le collin et le maquereau.

D. — Les poumons de nos animaux de boucherie ont presque tous des strongles :

S. micrurus sur le veau, *S. filaria et rufescens* sur le mouton, *S. paradoxus* sur le porc.

Les canaux biliaires de la plupart des foies de bœuf et de mouton sont envahis par des douves (*distoma hepatica* et *lanceolata*).

Poumons et foies sont, en outre, le siège de nombreux échinocoques.

Le cœnure cérébral est commun sur les moutons jeunes, les antenais de race allemande. Il est rare sur les moutons africains.

La plupart des abats servent de nourriture aux animaux domestiques, chiens et chats ; le rôle de l'inspecteur dans l'appréciation de ces denrées alimentaires est donc forcément limité, il ne porte que sur des états morbides accentués. Du reste, la ménagère peut faire elle-même son inspection, car elle est en présence de lésions toujours visibles.

E. — Enfin, il existe, dans un ordre à part, les moisissures (*penicillum crustaceum*, l'*aspergillus glaucus*, l'*eurotium* et le *mucor mucedo*, etc.).

La phosphorescence, si commune sur les poissons de mer, est observée quelquefois sur les viandes de boucherie. La phosphorescence n'étant pas un phénomène de putréfaction, on peut consommer sans danger la viande qui la présente. On supprime aisément et définitivement l'action du microbe par des fumigations sulfureuses.

CHAPITRE IV

TOXINES, PTOMAÏNES ET LEUCOMAÏNES INTOXICATIONS PAR LES VIANDES ALTÉRÉES

« L'ingestion de produits alimentaires d'origine animale, qu'ils proviennent de vertébrés (viandes, laitages), de mollusques, de crustacés, etc., détermine parfois chez l'homme des accidents d'une gravité variable.

Le plus souvent, ce n'est pas à l'état frais que ces matières provoquent des accidents ; c'est quand elles ont commencé à subir ces altérations qui débutent plus ou moins longtemps après la mort de l'animal et qui vont en s'accentuant jusqu'à la putréfaction la plus avancée. C'est surtout de viandes, c'est-à-dire de chairs musculaires, qu'il s'agit en pareil cas, mais ce sont parfois des débris de viscères, de foie, de reins, de poumons, d'intestins, qui déterminent les accidents. Les altérations subies par ces matières alimentaires ne sont pas toujours assez apparentes pour éveiller la défiance et provoquer le dégoût ;

cependant il arrive que des viandes déjà fortement putréfiées sont adroitement présentées à l'alimentation, grâce à certains artifices de préparation, de cuisine ou de charcuterie, et sont ingérées comme si elles étaient saines.

A côté des viandes crues, fraîches ou desséchées, nous trouvons les viandes cuites parmi les causes des accidents dus à l'ingestion d'aliments d'origine animale, même lorsque ces viandes ont subi une cuisson prolongée; ajoutons aussi que les viandes cuites, mangées froides après avoir séjourné dans certaines sauces, ont provoqué parfois des troubles assez marqués, alors que, mangées chaudes, elles s'étaient montrées tout à fait inoffensives.

En ce qui concerne les viandes conservées, certains modes de conservation, celui de la saumure en particulier, paraissent des moins recommandables au point de vue de l'hygiène. Cependant, les procédés qui semblent les meilleurs, celui des boîtes métalliques hermétiquement fermées après ébullition, par exemple, n'empêchent pas, dans quelques cas, l'altération des produits conservés [1]. »

[1] Rapport de MM. Brouardel, G. Pouchet et P. Loye.

Il résulte, dit Dujardin-Beaumetz à propos de « l'hygiène alimentaire » et des applications thérapeutiques qui en découlent, il résulte des travaux récents, particulièrement de ceux d'Armand Gautier, que les fermentations des produits organiques donnent lieu à la production de poisons spéciaux, de toxines. Dans l'organisme, ces toxines ont deux sources : elles peuvent être introduites par l'alimentation, par l'ingestion de substances déjà fermentées ; elles peuvent se former dans l'organisme lui-même.

Une fois introduites ou formées, elles doivent être éliminées ; il y a deux débouchés principaux : le rein et l'intestin. Si l'élimination n'est pas en rapport avec la production, il y a intoxication qui se traduit par des phénomènes cliniques variés. Le type le plus fréquent que l'on oberve est l'embarras gastrique. Un deuxième type consiste dans des phénomènes nerveux bizarres, de la paresse, de la lenteur dans les fonctions physiologiques. Cet état est dû à l'empoisonnement de la cellule nerveuse par les toxines. C'est la neurasthénie.

Une troisième forme est le type convulsif, éclamptiforme. On peut observer un type cardiaque dû à l'action toute particulière des toxines sur le cœur. C'est dans le surmenage que nous trouvons le tableau complet de l'empoisonnement par les toxines. Le cœur forcé, qui en est une forme particulière, est dû surtout à une influence toxique.

Mais quelle est, en définitive, la raison de tous ces accidents? S'agit-il d'une intoxication, s'agit-il d'une infection? Les savants qui croient à des phénomènes d'empoisonnement incriminent les alcaloïdes décrits depuis plusieurs années sous le nom de ptomaïnes.

La dénomination d' « empoisonnement par les ptomaïnes » semble même aujourd'hui communément admise pour désigner les troubles en question.

En 1869, Arm. Gautier trouve que, pendant la putréfaction de l'albumine, il se forme des alcaloïdes (ammoniaque, composés); en 1872, il observe les mêmes produits après la putréfaction de la fibrine. En 1876, Boutmy et Brouardel retrouvent ces ptomaïnes chez une femme morte empoisonnée après ingestion d'oie farcie; les reins de cette femme étaient malades, ils n'ont pu éliminer l'alcaloïde [1].

[1] Cours de M. Brouardel, 9 juin, 3 juillet 1891.

Ces alcaloïdes apparaissent un certain temps après l'abatage de l'animal, quarante heures après la mort, puis disparaissent après quelques jours ; il en résulte des accidents très différents suivant le moment où la viande est mangée. Ceci explique comment les piqûres anatomiques avec un cadavre récent sont plus dangereuses qu'avec un cadavre ancien : au début de la putréfaction, il se produit une grande quantité de gaz hydrocarbonés; plus tard, ils font place à des gaz ammoniacaux ; on observe alors que les ptomaïnes ont diminué.

Il résulte des travaux récents qu'une partie au moins des accidents attribués aux ptomaïnes serait imputable à des microbes ingérés avec les aliments (*bacillus enteritis* de Gartner). Les intoxications par les substances alimentaires seraient alors de véritables maladies infectieuses.

A Moorsele, en Belgique, quatre-vingts personnes furent gravement malades et quatre moururent après avoir mangé de la viande de deux jeunes veaux qui étaient morts chez l'éleveur et avaient été débités clandestinement.

M. Van Ermengen a trouvé dans la moelle d'un de ces veaux le bacille de la pneumo-entérite des animaux ; le microbe de cette maladie est souvent, pour lui, la cause du choléra nostras chez l'homme, à la suite d'ingestion de boudins ou de saucisses avariés. Dans le cas actuel, d'ailleurs, la viande avait été cuite et bouillie, et le bouillon ainsi que la viande longtemps bouillie ont donné lieu, chez presque toutes les personnes, à des accidents graves. Il ne peut donc s'agir de l'action directe des bacilles qui avaient été cuits, mais des ptomaïnes toxiques, produits de leur sécrétion [1].

Dans d'autres cas, ce microbe a été cultivé, isolé, et il a reproduit chez les animaux auxquels il a été inoculé des troubles comparables à ceux qui avaient été constatés sur l'homme.

M. A. Gautier a étudié les *leucomaïnes*, poisons des cellules vivantes, et les *ptomaïnes*, poisons des cadavres; les premières peuvent causer des accidents sans que la viande soit putréfiée.

Dans l'animal forcé, entrant vite en putréfaction, est-ce le surmenage ou l'invasion microbienne qui a rendu la viande toxique? Problème complexe, qui est loin d'être résolu!

La viande provenant de bêtes malades est pour le même fait dangereuse, car elle se putréfie plus rapidement.

[1] Van Ermengen. *Semaine médicale*, 1er janvier 1893.

On doit se défier, dit M. Brouardel dans son cours, du petit veau, du veau mort-né, du veau de quelques jours ; sa viande s'altère très vite ; c'est le terrain favori pour le développement de tous les bacilles.

J'ajoute à ces réflexions du savant professeur que le veau est atteint de diverses maladies : de pneumo-entérite septique (Galtier), d'omphalo-phlébite, d'arthrite, d'entérite diarrhéique, affections graves, la plupart microbiennes, pouvant, sans nul doute, communiquer à la viande des caractères nocifs : d'où l'anathème lancé depuis longtemps contre le jeune veau.

Les viandes cuites, refroidies et recouvertes de gélatine sont plus dangereuses que la viande crue.

On observe les mêmes accidents avec le poisson frais, non frais ou conservé. La morue rouge n'est dangereuse que parce qu'elle est plus facilement putréfiable, et non à cause de l'algue ou du bacille qui s'y trouvent.

Tout le monde connaît les empoisonnements qu'occasionne l'ingestion des mollusques et surtout des moules.

Les intoxications avec le gâteau Saint-Honoré sont également notoires : elles sont dues à la fermentation des matières albuminoïdes, au blanc

10

d'œuf de la crême. Tout ce qui contient de l'albumine peut déterminer, à un moment donné, des accidents toxiques [1].

[1] Les produits élaborés par les microbes, toxines ou toxalbumines, se rapprochent des anzymes qui elles-mêmes sont des ferments de même nature que les diastases.

Les propriétés toxiques des ptomaïnes sont très variables. La neurine qui se rencontre dans la chair des mammifères en putréfaction et la muscarine qui se produit dans la chair des poissons putréfiés, sont extrêmement toxiques. La muscarine trouvée dans la chair de poisson putréfiée est d'ailleurs identique avec celle qui existe dans *l'agaricus muscarinus*. On a comparé avec raison les empoisonnements par les ptomaïnes de la putréfaction à ceux qui sont produits par la jusquiame et son alcaloïde l'hyoscyamine ; les symptômes de ces deux empoisonnements présentent une grande analogie. (Laveran et Teissier. — *Nouveaux éléments de Pathologie médicale.*)

CHAPITRE V

HIPPOPHAGIE

En 1887, on tuait à Paris 2,039 chevaux. En 1892 on en sacrifiait 20,000 environ dans les abattoirs de Villejuif et de Pantin. Je ne parle pas de la viande des ânes et des mulets ; le nombre de ceux qui sont sacrifiés en une année est insignifiant, à peine 30 mulets et 300 ânes. Cette grande quantité de chevaux n'est pas débitée en nature dans les cent vingt étaux de boucherie que Paris possède actuellement. Les deux tiers servent à la fabrication de saucissons.

Le préjugé concernant l'alimentation par la viande de cheval est toujours très fort et le nombre des personnes qui osent sciemment acheter dans les étaux hippophagiques est très restreint. Néanmoins, chaque boucherie de cheval a une clientèle spéciale : petits rentiers, commerçants ayant un personnel à nourrir, pensionnats, employés, et un certain nombre de femmes mariées qui veulent assurer, à l'insu des maris et à peu de frais, les repas de la journée. On vend aussi de la viande de cheval aux pharmaciens pour la fabrication des poudres nutritives, aux restaurants populaires, aux dompteurs, etc. etc.; mais tous ces besoins, si nombreux qu'ils paraissent, ne suffisent pas à l'activité de l'hippophagie.

La classe pauvre n'achète pas la viande de cheval ; les indigents du bureau de bienfaisance ne portent pas leurs bons dans ces boucheries ; aussi est-on en droit de dire que cette viande, tout en ayant acquis depuis longtemps ses droits de cité, trouve actuellement plus d'acheteurs discrets que d'amateurs ayant le courage d'acheter ouvertement.

On a donc cherché, en présence de cet ostracisme, un débouché autrement certain que cette vente à l'étal : on a fondé le saucisson de cheval.

En examinant attentivement le travail effectué dans ces étaux, on voit que certains morceaux de choix peuvent seuls être débités pour le pot au feu, les rôtis et les biftecks ; le reste, qui représente une certaine valeur, est désossé et sert à la fabrication de ces nombreux saucissons qu'on voit maintenant partout à Paris et même en province, sur les tables de toutes les classes de la société.

Le saucisson de cheval est fabriqué ordinairement avec de la viande hachée de cheval et du gras de porc, ou bien avec les chairs de bœuf, de porc et de cheval mélangées dans des proportions variables suivant les commerçants.

Soupçonner le mélange pour un inspecteur capable est chose possible ; l'affirmer offre plus de difficulté. L'analyse chimique préconisée par plusieurs ne dit en effet rien ; le microscope ne peut également nous servir ; de telle sorte que le service assiste à peu près impuissant à la vente de ces saucissons mélangés qui, somme toute, sont bien fabriqués, sentent très bon et se mangent parfaitement bien.

Macroscopiquement parlant, on peut, je crois, reconnaître le saucisson fabriqué uniquement avec du cheval par la couleur, la consistance, la cassure, l'élasticité du hachis, et par un je ne sais quoi, en un mot, qui tient exclusivement à la pratique. Mais ces moyens sont bien empiriques.

Le saucisson de Lyon est fait avec une viande hachée à l'excès, écrasée dans un mortier, de manière à obtenir une pâte. L'antique renommée disait qu'il était fabriqué avec de l'âne. Nul ne sait le bien-fondé de cette assertion, car il est bien difficile, pour ne pas dire impossible, d'aller chercher au sein de cette pâte aromatique, baignée de curaçao, les éléments constitutifs des produits qui la composent.

Il est indispensable que la viande de cheval soit offerte au public avec des garanties de salubrité au moins équivalentes à celles que présentent les viandes de boucherie.

A Paris, l'ordonnance de police de 1866 stipule que les chevaux seront présentés vivants dans des abattoirs spéciaux. Leur viande ne pourra sortir que si elle porte les cachets des vétérinaires inspecteurs ayant assisté à l'autopsie des animaux.

L'article VIII de cette ordonnance énumère les causes de saisie : « Sont considérés comme impropres à la consommation les chevaux morts naturellement, ceux qui sont atteints d'une maladie quelconque, de plaies purulentes, même au sabot.

Sont également exclus les chevaux dans un état d'extrême amaigrissement. »

Pour terminer ces considérations sur l'hippophagie, je ne puis mieux faire que de citer les paroles prononcées au banquet du 28 février 1892 par M. Bezançon, chef de la 2e division à la Préfecture de police :

« J'ai le devoir de rappeler ici les noms de ceux qui, il y a trente et quarante ans, furent les principaux champions de la cause de l'hippophagie.

« Un savant éminent, Isidore Geoffroy Saint-Hilaire — un grand nom, si bien porté par le directeur de notre jardin d'acclimatation — prit la tête du mouvement. Vous connaissez tous, Messieurs, ses remarquables *Lettres sur les substances alimentaires et particulièrement sur la viande de cheval* [1]. Aucun ouvrage n'a plus contribué, suivant le mot de Valentin-Dufour, « à « doter les populations laborieuses d'un aliment « sain, d'une nourriture substantielle, d'une res- « source dans les mauvais jours [2] ».

« M. le Dr Blatin, M. le Dr Robinet [3], M. Couturier (de Vienne), M. Renault (d'Alfort), M. le Dr Amédée Latour, M. Lavocat (de Toulouse), M. Bourquin et M. Munaret entrèrent en campagne avec l'ardeur que donne le talent.

« MM. Vernois et Huzard, au Conseil d'Hygiène et de Salubrité de la Seine, secondèrent puissamment leurs efforts.

« Enfin, M. Decroix, que je suis heureux de voir aujourd'hui près de moi, apporta à la propagande l'autorité de sa parole, son amour enthou-

1 Paris, Masson, 1856, in-12.
2 VALENTIN DUFOUR. *Une question historique*. Paris, 1868.
3 Dr ROBINET. *Lettres sur l'hippophagie*. Paris, 1864, in-12.

siaste et désintéressé du bien public, en un mot, la certitude du succès. »

Aujourd'hui, l'hippophagie a conquis définitivement ses droits de cité; la viande de cheval est non seulement vendue en France dans les grands centres, mais aussi dans les principales villes de l'Europe [1].

Si nous en croyons la *Revue des Haras*, le Céleste Empire cultive l'hippophagie depuis des siècles et les hippophages y sont très nombreux. En dehors des races de la plaine et de la montagne, servant au travail, il y a en Chine une variété qui est le cheval de boucherie ou d'engraissement. Ces animaux sont petits, c'est à peine s'ils ont 1m,25 de hauteur ; ils ont les os excessivement tendres et font rapidement une quantité incroyable de graisse et de viande savoureuse. A la fin de leur troisième année, moment où on les abat, ils pèsent jusqu'à 400 et 500 kilogrammes [2].

Il nous faut donc en rabattre de l'idée que l'hippophagie était de date récente : *Nihil novum sub sole*.

[1] Morot. *Des progrès de l'hippophagie en France et à l'Étranger. — Documents statistiques. — Bulletin agricole de* 1891.

[2] *La Nature*, 21 octobre 1893.

CHAPITRE VI

PRODUITS ACCESSOIRES DE LA BOUCHERIE DE PROVENANCE DES ABATTOIRS DE PARIS [1]

Une fois les quatre quartiers de viande enlevés pour l'étal avec la fressure (poumon, cœur, foie, rate), la langue, la cervelle, les reins et le ris chez le veau, il reste à l'abattoir les sous-produits utilisés dans l'industrie.

Ces produits accessoires de la boucherie sont très importants ; je vais examiner les principaux.

I

Les cuirs de bœufs alimentent les fabriques de tanneurs et de corroyeurs. Depuis quelques années, ils sont dédoublés en plusieurs épaisseurs, pour faire des capotes de voiture.

Nous expédions en Amérique les peaux

[1] Ce chapitre est extrait d'une conférence pratique que j'ai faite aux membres du Congrès de la Tuberculose, lors de leur visite aux abattoirs de la Villette, en 1893.

épaisses de certaines races de bœufs (garonnais, maraîchins, normands) en vue de la fabrication des courroies de transmission ; par contre, ce pays nous donne les cuirs plus fins de ses races anglaisées.

Les cuirs de veaux constituent dans le commerce le veau dit de Bordeaux.

Les peaux de moutons, une fois tannées, sont fendues plusieurs fois dans leur épaisseur ; chaque feuille de cuir est livrée ensuite à la confection des sacs de dame, portefeuilles, porte-monnaies, chaussures de dames et d'enfants.

Il suffit de citer la toison des moutons pour rappeler aussitôt à l'esprit les divers usages auxquels elle est destinée : draps, étoffes de laine, matelas, tapis, etc.

Les meilleures selles de bicyclettes sont depuis peu recouvertes avec la peau de cochon, de verrat principalement. Ce n'est pas à Paris que la dépouille du porc est faite, mais dans les campagnes, en Normandie, en Bretagne, où le lard n'est pas toujours consommé avec la couenne.

Les basanes des pantalons de cavalerie et d'artillerie sont prises dans la peau du cheval.

Les cornes et les sabots de bœufs sont employés par les fabriques de peignes, boutons, tabletterie, coutellerie, baleines factices, par suite des procédés d'aplatissement. On fait aussi avec eux de la poudre de corne, qui est un précieux engrais.

Avec les crins de la queue du bœuf on fabrique des coussins, des matelas, des crinières de casque ; les poils du dedans des oreilles, ceux surtout de la race Schwitz, sont utilisés dans la fabrication des pinceaux fins.

Une fois le porc saigné, les soies sont arrachées et vendues aux fabriques de brosses. Ce travail est effectué dans nos abattoirs par des femmes, au moyen d'un crochet en fer semblable à l'accroche-bouton.

Les pieds de bœuf produisent de l'huile, de la colle, de la gélatine, du noir animal ; ils entrent dans la préparation des tripes à la mode de Caen.

II

Le rectum de bœuf, une fois retourné, sert d'enveloppe au véritable saucisson de Lyon, à celui de bonne marque en un mot.

Le saucisson de Lyon de ménage n'exige comme protection que le côlon du même animal, dont l'aspect bosselé irrégulièrement est très caractéristique. En général, on peut dire que la bonne charcuterie est placée dans un boyau gras — côlon ou rectum ; — témoins, les saucisses de Lorraine à l'antique renommée.

Le côlon du bœuf conserve dans son intérieur certains saucissons, cervelas, saucisses de Strasbourg et divers produits hachés dont la consommation est très considérable dans les grandes villes.

L'intestin grêle du bœuf (menu) et le côlon (gros) recouvrent les saucissons cuits que nous connaissons tous et qui sont vendus en charcuterie avec la mention : à l'ail ou sans ail.

Le cæcum du bœuf, en terme de métier la *baudruche*, est utilisé par les batteurs d'or comme moyen de contention de l'or en feuilles ; il revêt la langue de bœuf à l'écarlate, les langues fourrées toujours si prisées des gourmets.

Le cæcum et le gros intestin du porc entrent dans la confection des andouilles.

L'intestin de veau constitue la *fraise*, mets très gras assez recherché à la saison froide ; l'été, la fraise est transformée en andouillettes, qui jouissent d'une bonne réputation.

Dans l'intestin grêle du cheval on découpe, chose curieuse, des pétales pour certaines fleurs artificielles.

La *baudruche* du mouton ou péritoine de l'extrémité du cæcum constitue la *capote hygiénique* un peu démodée et remplacée aujourd'hui par celle de caoutchouc.

L'intestin grêle du mouton fournit les cordes harmoniques pour violon. Il sert aussi d'enveloppe aux petites saucisses dites *chipolatas* qu'on a caractérisées si heureusement de « doigts des gens riches ».

L'estomac du porc coupé en lanières fait de très bonnes andouilles.

Les tripes à la mode de Caen et le gras double ont pour base la panse de bœuf (caillette, réseau, feuillet, rumen). La gouttière œsophagienne, très estimée des mangeurs de tripes, a nom la *veine*.

La panse de mouton sert à faire des blagues à tabac, des pantoufles et des cretons pour la nourriture des chiens. Elle est employée également pour la préparation des tripes d'inférieure qualité ou pour la mélanger à celle de bœuf.

Celle du veau est achetée par les charcutiers qui en font des andouilles excellentes. On la fait entrer aussi dans la composition du gras double, mais la plus grande partie est jetée au *nivet* : on entend par ce mot la réunion des déchets graisseux de toutes sortes provenant des abattoirs ou des étaux de boucherie ; le nivet est livré au fondeur.

La caillette de mouton et l'estomac du porc sont raclés intérieurement par les extracteurs de pepsine. Le résidu du raclage, qui n'est autre chose que la muqueuse stomacale, est enlevé le jour même à cause de son altération rapide. L'estomac de porc renferme cent fois plus de pepsine que la caillette de mouton.

La présure, on le sait, était autrefois retirée de la caillette de veau, d'où son nom ; aujourd'hui, on se sert plutôt de présures artificielles ou de l'action de la chaleur comme caille-lait.

La vessie est recueillie pour l'emballage et l'exportation des graisses, suifs, saindoux ; elle protège la mortadelle de Bologne ; elle remplace, dans certains cas, le parchemin trop coûteux. Dans nos campagnes, on en fait des blagues à tabac. Cousue en forme de fuseau, elle enrobe certains saucissons lorrains de haute renommée.

L'épiploon du porc (crépine) recouvre les saucisses plates du charcutier. Celui du bœuf, du veau, du mouton est livré à la fonte ; il a nom « toilette ».

Le mésentère de nos animaux de boucherie, *vulgo ratis*, est enlevé par le fondeur.

Du suif ou graisse intérieure on extrait la stéarine, l'oléine, etc., et depuis longtemps déjà la margarine, dont l'usage s'est répandu partout.

L'œsophage (herbière) est donné aux chiens. Certains fabricants le font entrer dans le hachis de saucissons communs.

On a vu la verge du bœuf et du taureau (le nerf) servir, une fois séchée, à la confection de liens d'une puissance extrême, d'allonges pour accrocher les viandes à l'étal et de cannes rendues rigides par l'introduction d'une tige d'acier. Desséchée à l'étuve — *horresco referens !* — la chirurgie l'emploie comme dilatateur utérin en remplacement de la laminaire.

Le péricarde (entre-cœur) produit, aux dires des fumeurs, les meilleures blagues à tabac.

La vésicule biliaire du bœuf est plutôt achetée par les ménagères pour le nettoyage des vêtements que par les teinturiers en boutique. Le fiel sert encore de véhicule pour la peinture à l'enluminure ; enfin, certains pharmaciens font entrer l'extrait de fiel de bœuf dans la préparation de pilules contre la dyspepsie et l'obésité des goutteux.

L'*amer* du mouton est porté dans les lavoirs pour le dégraissage des linges.

Les pancréas (fagoues) ne sont pas consommés ; ils sont jetés avec d'autres déchets à la fonte. De celui du porc on extrait la pancréatine nécessaire au commerce.

III

La moelle épinière, la moelle des os longs, les corps thyroïdes des moutons, les testicules de taureau, les capsules surrénales du veau et du mouton sont enlevés depuis peu de nos abattoirs pour la préparation de certains liquides organiques qui, d'après l'école de Brown-Séquard, servent de traitement à la neurasthénie, à l'ataxie locomotrice progressive, au myxœdème, à la maladie bronzée, etc.

IV

Le sang de nos animaux de boucherie — celui du porc excepté, qui est destiné à la fabrication du boudin — est recueilli avec précaution dans des plats en zinc. Caillé, il est transporté dans une usine où l'on en extrait par égouttage le sérum, puis l'albumine, deux produits dont les usages sont tellement importants qu'il faudrait un chapitre spécial pour les passer en revue. Le résidu, ou mieux le caillot, est rendu imputrescible au moyen d'acides, et utilisé, une fois séché, comme engrais d'une grande valeur.

Bien des gens pensent encore que le sang est un aliment très nourrissant. Des médecins conseillent souvent aux personnes atteintes d'anémie ou de maladies consomptives de boire le sang aussi vivant que possible ; c'est pourquoi l'on voit, chaque matin, dans nos abattoirs, une foule s'empresser de boire le sang chaud des animaux que l'on vient de sacrifier, notamment celui des veaux. Quelques personnes prennent aux abattoirs des bains partiels de sang.

L'hémoglobine est la matière colorante rouge du sang. Elle contient une forte proportion de fer sous une forme en quelque sorte organisée et aisément assimilable ; aussi a-t-on cherché à l'utiliser comme un véritable reconstituant ferrugineux. Les hémoglobines du commerce sont simplement des globules sanguins séparés de la fibrine et du sérum et desséchés à une basse température.

Les matières trouvées dans les intestins au moment de l'abatage servent à la fabrication de la pâte à papier. On en retire surtout des engrais froids peu estimés.

De tout temps, en France comme à l'Étranger, les bains de panse, de tripes, devrais-je dire, ont été recommandés par la masse aux personnes atteintes de douleurs ou dont un membre était affaibli, paralysé même ; aussi n'est-il pas rare de rencontrer à la Villette des malades venant plonger, qui une jambe, qui un bras, dans une échancrure faite à une panse de bœuf retirée chaude de la cavité abdominale, et rester dans cette situation une heure au moins.

En Italie, à Rome, les bains de tripes, dit M. E. Pion, sont en grand honneur. Un établissement en marbre, *la triperia*, baptisé pompeusement du nom d'Institut zoothermique, existe même dans l'abattoir de cette ville, où les gens malades viennent à volonté demander un soulagement à leurs membres endoloris.

V

La peau des fœtus de vache (Gosselin) sert de toison aux chevaux de bois à mécanique ; on fait avec elle des pantoufles, des souliers, voire des gilets de chasse.

Celle des fœtus de moutons mérinos, quand la laine est poussée convenablement, produit l'astrakan. L'industrie teint alors la laine sans toucher à la peau, qui reste blanche, et arrive ainsi à imiter la véritable fourrure. Le commerce emploie également cette peau pour la fabrication des jouets d'enfants: chiens caniches, moutons, saints Jean-Baptiste, etc. Dépourvue de laine, on en fait du parchemin.

Des têtes de bœufs (canards) et des têtes de moutons (caboches) on extrait de la gélatine, du noir animal, de la colle forte, etc. La tête de mouton, avant d'être livrée à l'équarrisseur, a été débarrassée de la cervelle et de la langue, y compris les massèters et les ptérygoïdiens internes.

La jarre des pieds de mouton, qui tombe lors du grattage à l'atelier d'échaudage, est transformée en feutre grossier.

Enfin, les raclures qui proviennent des têtes et pieds de veaux, des pieds de mouton une fois échaudés, les poils, ergots, bourres, etc., sont un précieux engrais pour les oliviers.

Quant aux viandes saisies par le Service d'inspection des viandes, une partie est conduite au Muséum d'histoire naturelle pour la nourriture des fauves et des carnassiers; l'autre, la plus considérable, est livrée, après dénaturation par un liquide infectant, à l'équarrisseur, qui la transforme en produits connus : graisses, huiles, savons, engrais, etc. [1].

On peut donc dire aisément que dans nos abattoirs l'économie est véritable et que rien ne se perd.

[1] A Berlin, Munich, Anvers, les viandes saisies sont détruites dans un stérilisateur avec pression de 5 atmosphères, correspondant à une température de 152° à laquelle aucun microorganisme pathogène ne peut résister.

FIN

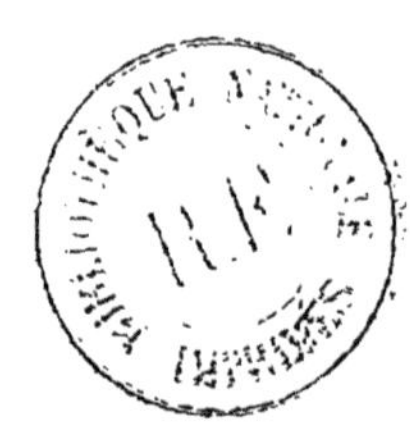

TABLE DES MATIÈRES

Tours. — Imp. Deslis Frères, rue Gambetta, 6.

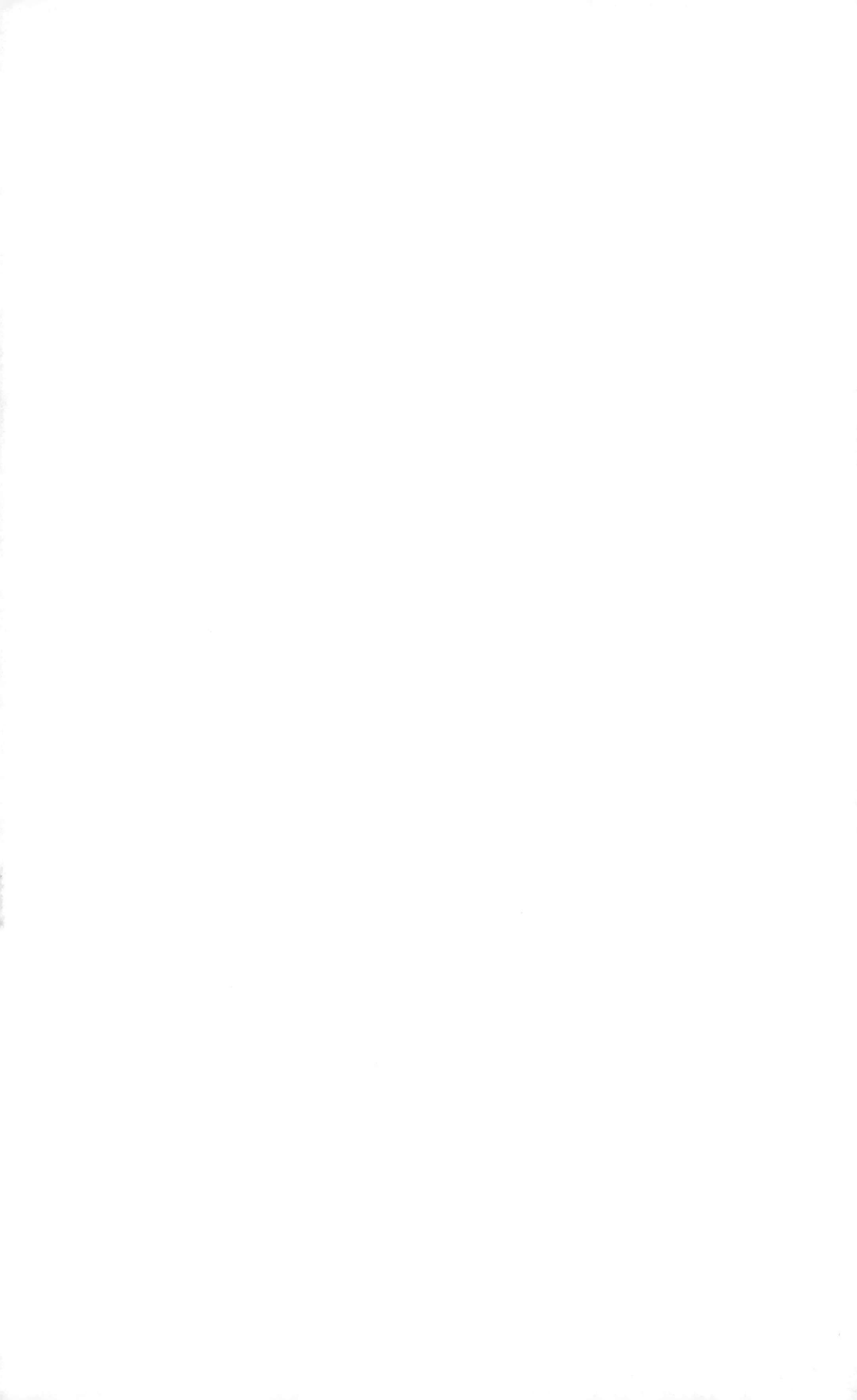

www.ingramcontent.com/pod-product-compliance
Ingram Content Group UK Ltd.
Pitfield, Milton Keynes, MK11 3LW, UK
UKHW020600180726
13838UKWH00001B/365